すべすべ美肌を手に

はとむぎ
薬膳美人レシピ

はとむぎ料理研究家
管理栄養士　国際薬膳師
竹川雅子

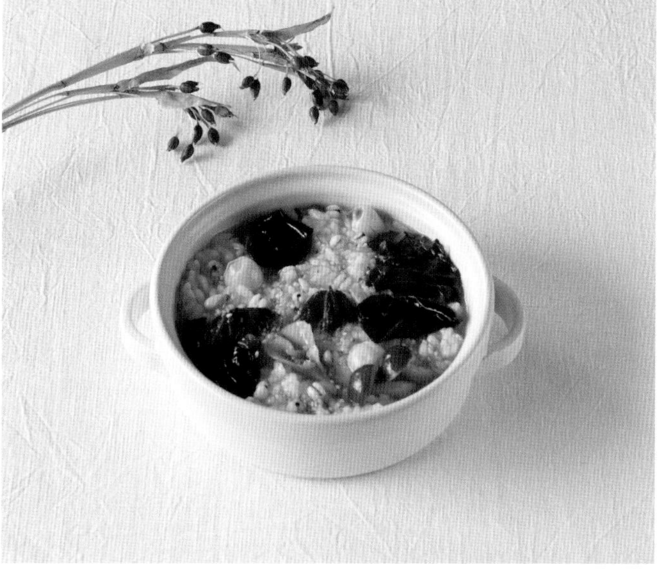

河出書房新社

はじめに

「はとむぎ」は食べてよし、
飲んでよしの「食べる漢方」です！

私は半世紀にわたり「はとむぎ」の事業を営むはとむぎ一家に生まれ育ち、栄養学、中医学、自然療法などを学びながら、はとむぎライフを楽しく続けています。

読者の皆様は「はとむぎ」ってご存じですか。「はとむぎ」と聞くと、はとむぎ茶を想像されるのではないでしょうか。

実は「はとむぎ」は、いろいろなお料理に美味しく使えて、そして食べれば美しくなれる穀物なのです。

はとむぎの種子の殻を除いたものを、食品では「はとむぎ」といい、漢方では「ヨクイニン」と呼ばれています。はとむぎは穀物として食べたりお茶として飲んだりすると、お肌がきれいになることから「食べる漢方」といわれています。

ヨクイニンは生薬として、効き目が穏やかで長期間にわたって摂取しても副作用のない「上薬《じょうやく》」に分類され、古くから不老長寿や健康増進のために用いられてきました。また必須アミノ酸や必須脂肪酸、ビタミンB_1、ビタミンB_2、カルシウム、鉄分などを含み栄養価の高さから「穀物の王様」

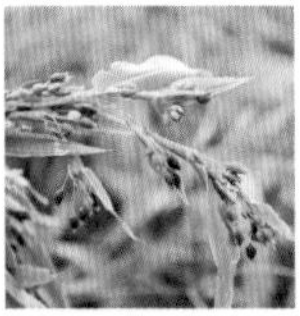
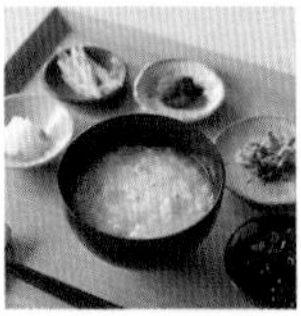
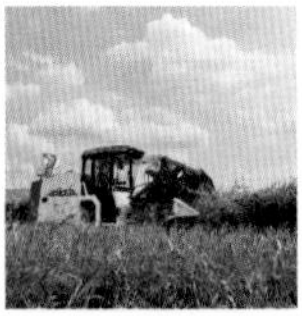

と呼ばれています。

「はとむぎ」をゆでたり、ごはんやスープに入れたりして摂取すると、美容と健康に素晴らしい効果を発揮してくれます。上薬に分類されていますから、摂りすぎということもありません。

本書では「はとむぎ」という素晴らしい穀物を、動物性食品は使わず、ヘルシーで美味しく召し上がっていただける「はとむぎレシピ」としてご紹介します。

最近“You are what you eat.”（あなたはあなたの食べたものでできている）という言葉を耳にすることが多くなりました。自分の健康のために何を食べるかはとても大切なことです。

毎日「はとむぎのある生活」を続けていただき、心身ともに健康になっていただけたら嬉しく思います。

はとむぎ料理研究家　竹川雅子

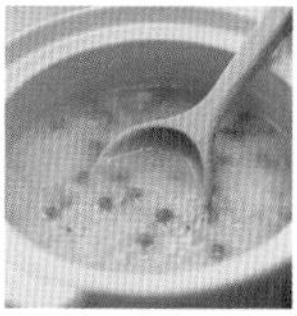
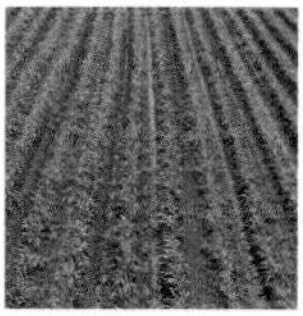
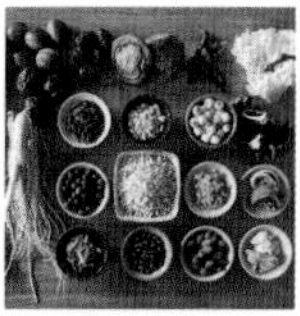

Contents

はじめに

Part 1

毎日続けられる基本のはとむぎ&はとむぎ茶レシピ

Part 2

はとむぎ活用レシピ

主食

主菜

副菜

汁物

おやつ

ドリンク

はとむぎの取説

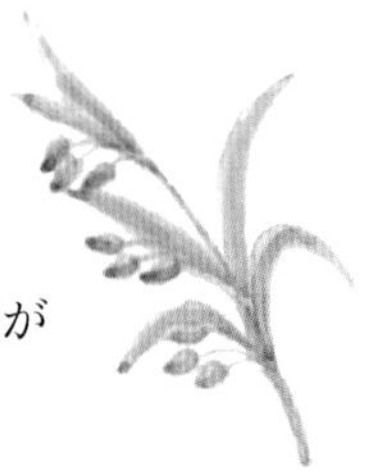

はとむぎは、穀物の中でも優れた栄養素があります。
食べるはとむぎは、どのように作られるのか、また、はとむぎの栄養素が身体にどのような働きをするのか、ご紹介いたします。

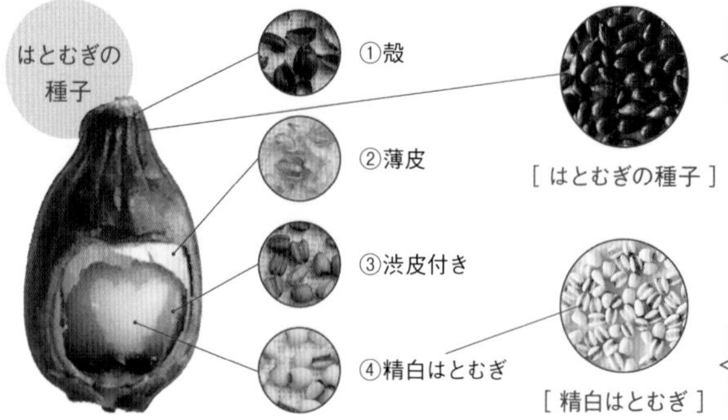

はとむぎの種子（殻付きはとむぎ）ははとむぎ茶の原料に！

収穫された、はとむぎの種子は①殻をとる➡②薄皮をとる➡③渋皮をとるという工程を経て、ようやく④「精白はとむぎ」になります。

精白はとむぎは漢方名で「ヨクイニン」と呼ばれています。

「穀物の王様」はとむぎは栄養の宝庫！

はとむぎは穀物の中でもたんぱく質のアミノ酸構成がよく、体内で合成できない必須アミノ酸を含んでいます。また脂肪酸においても食事から摂取しなければいけない必須脂肪酸をバランスよく含んでいます。お米に比べて糖質は少なく、ミネラル類、ビタミン類などを豊富に含んでいることからはとむぎは「穀物の王様」と呼ばれています。今ではスーパーフードとして有名な穀物です。

[はとむぎのアミノ酸・必須アミノ酸含有量]

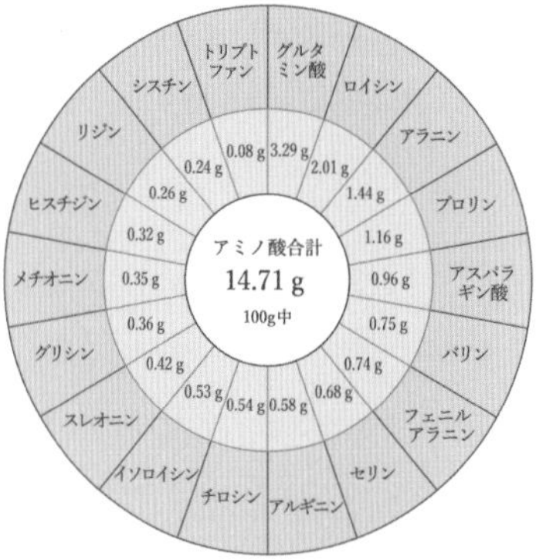

[はとむぎの脂肪酸・必須脂肪酸含有量]

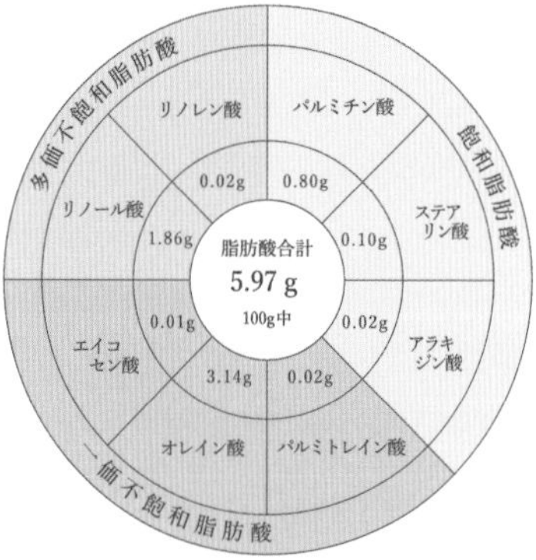

上記の表は、それいゆ株式会社「はとむぎ粒」を日本食品分析センターで調べたものです。

はとむぎはこんな方におすすめ

はとむぎは以下に挙げるように、身体の内側から
デトックスして美肌へと導きます。何となく身体に不調を感じたら、
「はとむぎのある生活」を始めましょう。

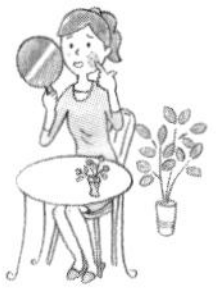

デトックス

水分代謝を活発にして体内の余分な熱をとり、老廃物を排出させるデトックス作用により、ニキビや吹き出物などが改善されます。

若々しく、免疫力アップ

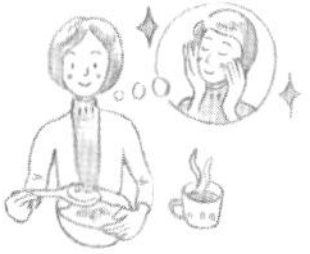

栄養バランスに優れているため、コラーゲンなどを生成する細胞を増やして若々しいお肌をつくり、身体を元気にします。

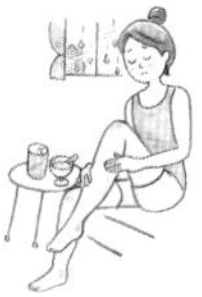

むくみ、痛みやしびれ

余分な水分を排出したり、足りなければ保持するなどの調節をするため、むくみや水分の滞りによる炎症、痛み、しびれなどを改善します。

胃、腸のポリープ

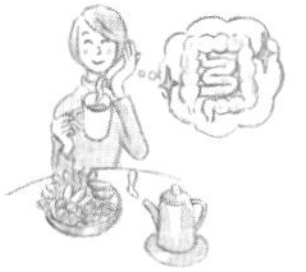

抗ウイルス作用や新陳代謝を高める働きによってイボが取れることから、体内にできたイボともいえるポリープにも作用するのではといわれています。

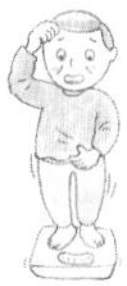

コレステロール、血糖値

不飽和脂肪酸を含んでいるのでLDLコレステロールや中性脂肪の値を低減させ、米より糖質が少ないことでは血糖値の急激な上昇抑制に期待できます。

はとむぎは1日にどれくらい摂るべき？

乾物のはとむぎ10～15gを、ゆではとむぎや、はとむぎごはんで摂取しましょう。毎日の飲料に、はとむぎ茶もおすすめです。

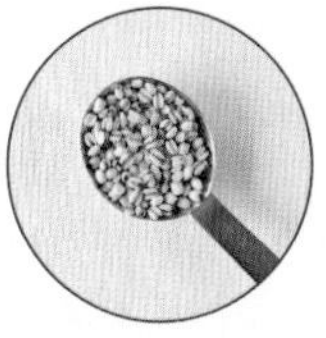

乾物のはとむぎ
大さじ1杯強が
約15g。

「気・血・水」は生命活動の3本柱！

中医学では身体は気・血・水の3つの要素で構成されていると考えます。
健康の基本は気・血・水のバランスが大切です。
自分の体質に合った食材を選んで体調を整えていきましょう。

気

【生命、エネルギー】

生命エネルギー。体温を保ち、血や水を巡らせ自律神経に関与する。気の不足を「気《き》虚《きょ》」といい、気の流れの滞りを「気滞《きたい》」という。

気を補う食材

はとむぎ、米、芋類、いんげん豆、高麗人参、ナツメなど。

気の流れを良くする食材

玉ねぎ、白ねぎ、えんどう豆、ジャスミン、柚子、玫瑰花《マイカイカ》など。

はとむぎ（ヨクイニン）

「気・血・水」のうち主に「気」「水」の働きを活性させる。気を補って胃腸の調子を整えたり、利水作用といって身体に溜まった余分な水分を毒素と共に排出させる機能を持つ。

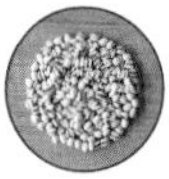

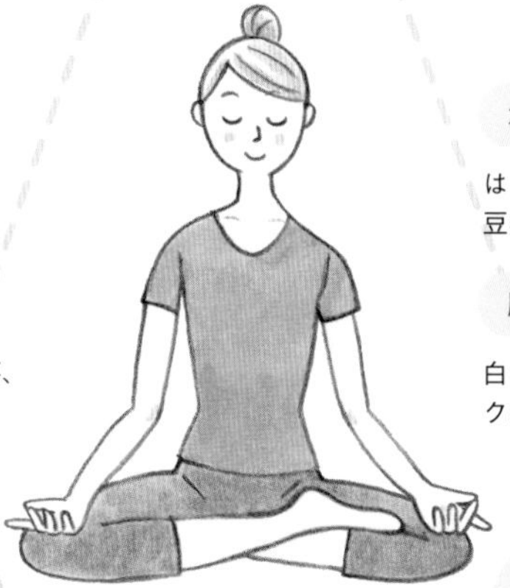

血

【血液、栄養分】

栄養や酸素を全身に運び、精神や情緒の安定、ホルモンバランスを調整する。血の不足を「血虚《けっきょ》」、血の巡りが悪いことを「瘀血《おけつ》」という。

血を補う食材

にんじん、ほうれん草、落花生、ライチ、ぶどう、当帰《とうき》など。

血の流れを良くする食材

黒きくらげ、ウコン、チンゲン菜、酢、田七人参《でんしちにんじん》など。

水

【体液、潤い】

肌、臓腑、関節液などを潤す体液。老廃物を体外に排出する。水が不足することを「陰虚《いんきょ》」といい、水の滞りを「水滞《すいたい》（水毒）」という。

水を排出する食材

はとむぎ、冬瓜、トウモロコシ、豆類、菊芋など。

臓腑を潤す食材

白きくらげ、小松菜、松の実、ごま、クコの実など。

おすすめの薬膳食材一覧

「医食同源」とは、病気を治す薬も食事をするのも
「命を養い、健康を保つため」で本質は同じという意味です。
本書レシピで登場する食材にはそれぞれ働きがあります。

【白きくらげ】

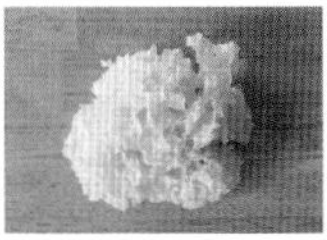

皮膚や粘膜の乾燥を潤す

喉を潤し、咳を鎮め、肺の働きをサポート。肌にハリや潤いを与え、美肌効果・不老長寿の薬として薬膳料理・デザートに活用。

【黒きくらげ】

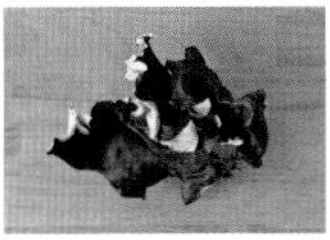

血流アップ、身体が潤う

血液を浄化して血の滞りを改善し、腎を養う。貧血、血便や痔などの不正出血の予防と便秘を改善し、お腹の調子を整える。

【黒米】

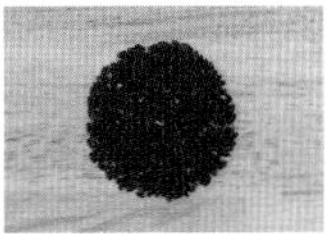

免疫力アップ、老化予防

ポリフェノールの一種、アントシアニンを豊富に含んだ抗酸化食品。白米に少し加えて炊くと紫色のごはんになる。

【山芋】

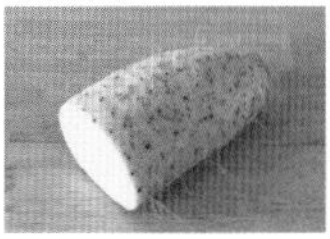

腎を養い、精力アップ

漢方名は「山薬」といい、薬膳食材。中でも粘りの強い「自然薯（じねんじょ）」には強い滋養強壮作用がある。

【クコ】

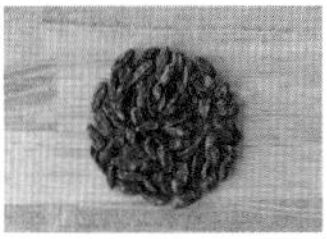

赤い不老長寿の実

血を補い、目の疲れや視力低下などに効果。そして肌の調子を整える。甘さの中に少しの酸味があり、お粥やデザートに。

【蓮の実】

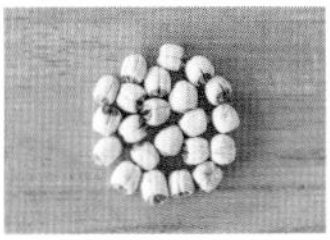

心を穏やかにする

胃腸を丈夫にしたり精神を安定させる効果がある。疲労回復、婦人病、安眠の目的で用いられる。

【高麗人参】

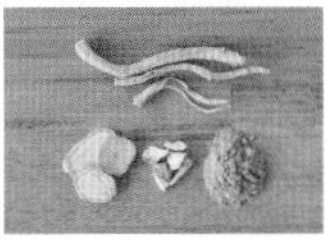

疲労回復、滋養強壮

サポニンを含有し、ストレスの緩和や心身の滋養強壮に。血行改善効果があり、血圧を正常に導く。

【ナツメ】

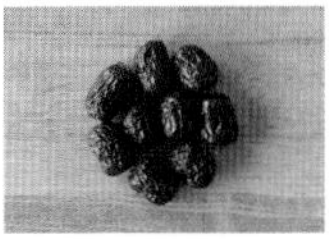

血を整え、心穏やかに

漢方名は「大棗《タイソウ》」といい、免疫力を高めてイライラを鎮め、精神的な疲れに効果がある。

【ウコン】

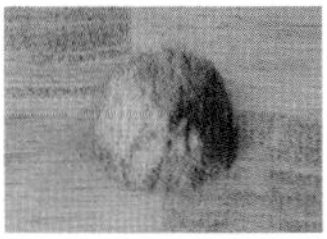

肝機能の調子を整える

血流を改善し肝臓の不調や胃炎、胃酸過多などに。カレーの黄色の色素ターメリックでお馴染み。抗菌効果も期待できる。

【葛】

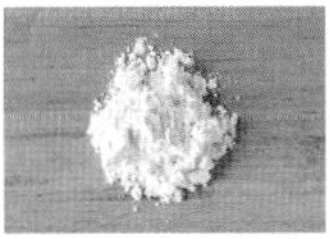

身体を温め、巡りを促す

身体を温めて血行促進、発汗作用などがあり、風邪の引き始めに飲むと効果的。葛湯は整腸作用や滋養食として人気。

【くるみ】

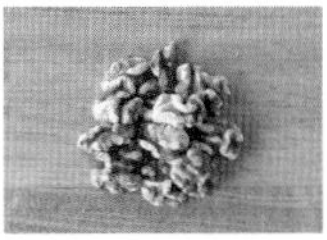

老化予防のオメガ3系

肺や腎の働きを高め、滋養強壮作用やエイジングケアに期待できる食材。免疫力を高め身体を潤す作用と便秘の解消に。

【桂皮（シナモン）】

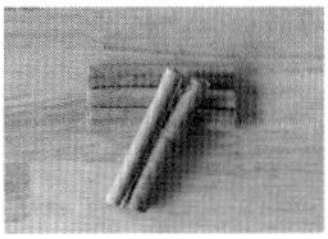

お腹を温めるスパイス

身体を温めて血を巡らせる。香りの高いシナモンは、冷えからくる腰痛や関節痛、生理痛などを和らげる効果がある。

はとむぎ愛用者の声をお届けします

はとむぎライフを送ることで、症状が改善した例を紹介します。
（それいゆ株式会社「おたよりコーナー係」より）

はとむぎを食べて飲んで若々しく見られています

●三重県　76歳　女性

私は、はとむぎをお茶やごはん、おやつなどに数十年愛用しています。中でもそのまま食べられる「はとむぎほうじ粒」は、自然な香りでポリポリと食べられるので、お気に入り。おやつ代わりに食べています。70代半ばですが、お陰様で顔にシミもなく、年齢的には肌につやがあり、知り合いの方からは「60代前半にしか見えない、何を食べてるの？」と不思議がられています。

子どもの頃からのはとむぎ茶習慣で、肌トラブル知らず

●島根県　48歳　男性

子どもの頃から家では母が入れるはとむぎ茶を年中飲んでいました。当時は美味しいお茶だということぐらいしか思っていませんでしたが、後ではとむぎはイボ取りや肌荒れによいと聞きました。おかげで思春期もニキビに悩まされたことがなく、大人になってからも「男性なのに肌がきれいですね」と褒めていただくことがあります。今もはとむぎ茶を習慣にしています。

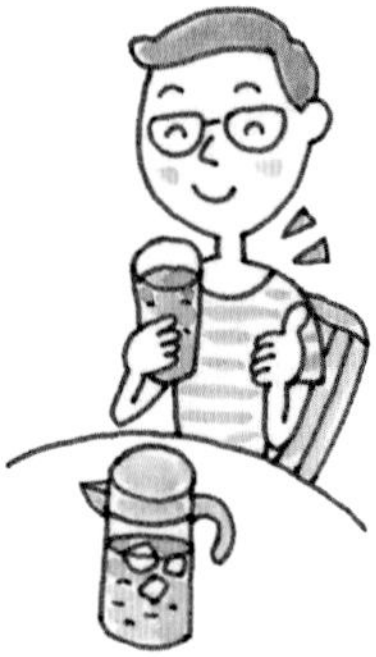

手のイボがきれいになくなりました

●兵庫県　32歳　女性

皮膚科で焼いてもらうほど大きく硬いイボが子ども（5歳）の指にあったのですが、はとむぎのことを知り、はとむぎ粒を炊いて食べさせていたら、知らない間に小さくなっていて、びっくりしました。その後、跡形もなくイボは消滅しました。はとむぎでイボが取れるとすすめていただき、本当にイボがなくなりました。お肌にもいいとのことで、私も食べ続けています。

子どもの鼻茸《はなたけ》（鼻ポリープ）がきれいに治りました

●奈良県　45歳　女性

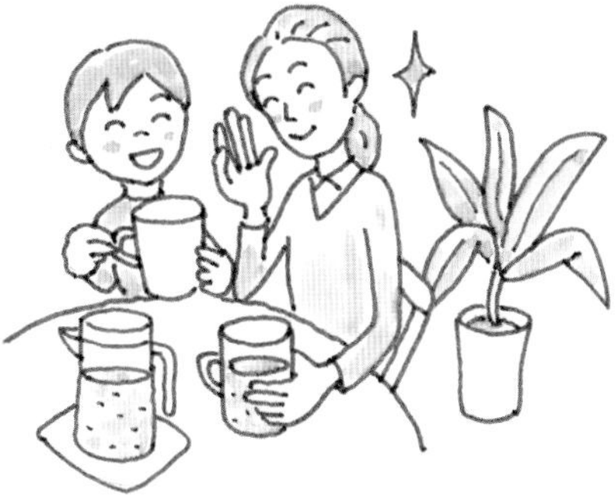

小児科や耳鼻科では、「薬での治療はできない、手術のみ」という見解で３回目のオペを予定していた長男の鼻茸。歯科の先生から生活習慣や身体づくりのアプローチをご提案いただき、はとむぎ茶を試してみました。約３カ月後、なんとレントゲンではポリープが消えており医師にも大変驚かれました。その後９年が経ちますが再発しておらず感謝しています。

大人のアトピー性皮膚炎が完治できました

●奈良県　58歳　女性

ストレスが原因で大人のアトピー性皮膚炎になりました。顔はパンパンに腫れ、唇も開かず固形物を食べられず、首や脇はザラザラ、老婆のようでした。アトピー性皮膚炎によいとされるものはいろいろ試したり、通院もしましたが効果はなし。不眠、うつ状態で沈んでいた時に、友人が「はとむぎほうじ粒」をドッサリ送ってくれたのです。おやつ代わりに毎日ポリポリ食べて、泉質がよいといわれている温泉に毎日通って、そこでいただけるお水で、はとむぎ茶を沸かし一日に何度も飲みました。すると治らないといわれたカサカサの皮膚も、身体の中からしっとりと潤うように！　今では完治して、年齢より若く見られるようになりました。

食物アレルギーでも、はとむぎは安心です

●東京都　67歳　女性

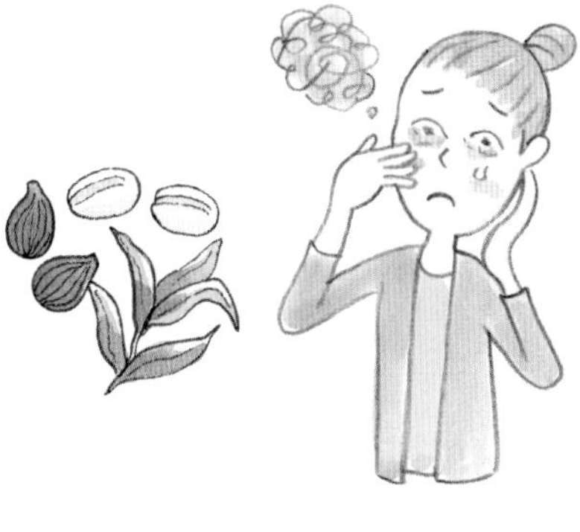

食物アレルギーがあり、食べられるものにも制限があります。はとむぎは大丈夫と教えていただき、毎日ごはんや料理に使っています。また自宅でスペルト小麦のパンを作りますがはとむぎ粉末を入れています。はとむぎ粉末のおかげでふんわり焼き上がります。昔から、はとむぎはお肌の改善に非常に効果が高いと漢方でもすすめられていますので続けていこうと思います。

はとむぎの種類と特徴

はとむぎには、精白したはとむぎ粒をはじめ、焙煎して食べやすくしたり、
粉末にしてお料理に使いやすくしたものもあります。
本書レシピでも使い分けていますのでその特徴を紹介します。

はとむぎ粒

はとむぎ粒は、洗って1時間以上浸水し、コトコト炊いて「ゆではとむぎ」にして使います。小分けにして冷凍しておくと、はとむぎごはんや料理のつけ合わせに便利です。

はとむぎほうじ粉末

はとむぎ粒を焙煎し粉末加工したもので、そのまま食べられます。ドリンクに混ぜたり、アガベシロップ（リュウゼツランの蜜から作られ、少量でも甘みが引き立つ甘味料）、すりごま、きな粉などと混ぜ合わせても香ばしくて美味しいです。

はとむぎ茶（煮出し用）

有機栽培のはとむぎの種子を焙煎したノンカフェイン茶。栄養価も高く発芽寸前まで活性化させたものを、「活性はとむぎ」といいます。水分補給におすすめです。またはとむぎ茶は、レモングラスやジンジャーなどとブレンドすると健康効果が高まります。

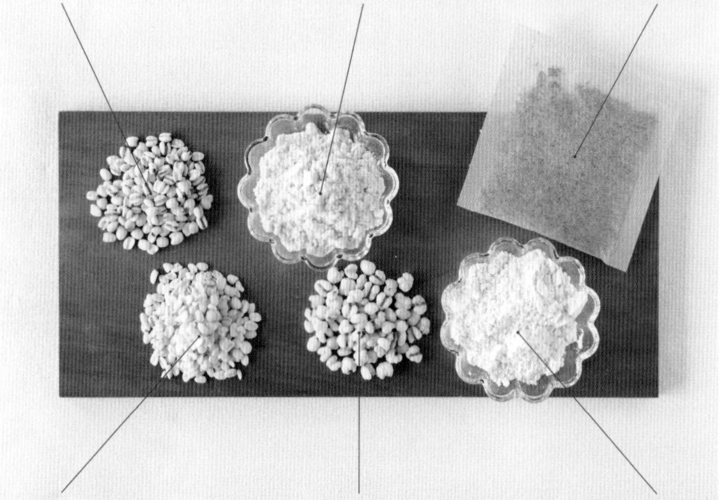

はとむぎ炊飯器用

精白したはとむぎ粒を挽き割りにしたもので、そのままお米と一緒に炊くことができます。「はとむぎごはん」にすれば、はとむぎライフが続けやすくなります。

はとむぎほうじ粒

はとむぎの形状をそのまま残し、はとむぎ粒を焙煎したもの。香ばしくそのままポリポリと食べられます。おやつとしてだけでなく、お惣菜のトッピングやシリアルにも使えます。

はとむぎ粉末

はとむぎ粒を粉末にしたもので、加熱調理用です。小麦粉と同じように料理やお菓子作りに使えます。小麦粉に対して2～3割程度混ぜるのが美味しくいただけるコツ。

市販で手に入るはとむぎ

本書レシピで使う市販材料を紹介します。
すべて「それいゆ株式会社」で販売されています。

加熱調理が必要なはとむぎ

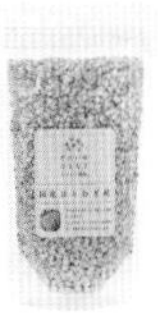

国産はとむぎ粒
250g
993円（税込）

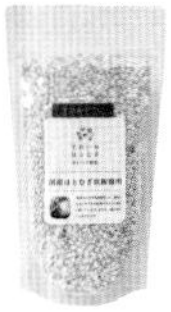

【リニューアル】国産はとむぎ
炊飯器用 250g
810円（税込）

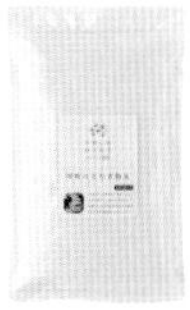

国産はとむぎ粉末
200g
820円（税込）

そのまま食べられるはとむぎ

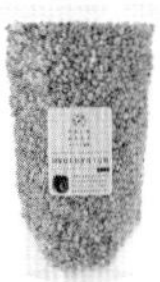

国産はとむぎほうじ粒
250g
1,512円（税込）

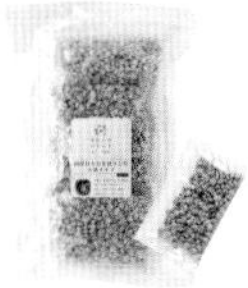

国産はとむぎほうじ粒
小袋タイプ 210g（7g×30袋）
1,296円（税込）

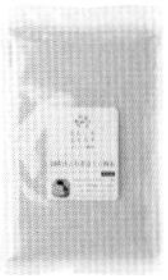

国産はとむぎほうじ粉末
150g
907円（税込）

はとむぎ茶（奈良県産）

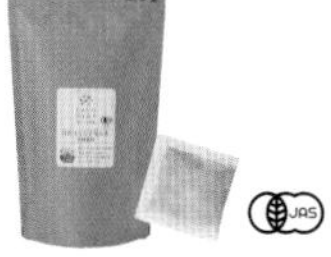

活性はとむぎ美人茶 有機
煮出し用 90g（3g×30袋）
1,080円（税込）

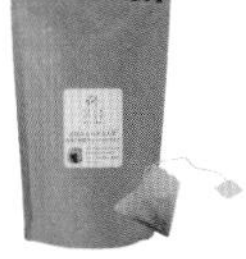

活性はとむぎ美人茶 農薬不使用
ティーバッグタイプ 75g（2.5g×30袋）
950円（税込）

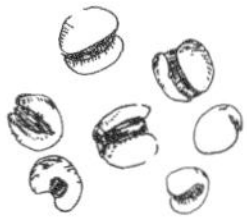

商品に関する問い合わせ先
［それいゆ株式会社］

https://kenko-soleil.com
☎0120-20-4120
営業時間 平日／9：00～17：30

※掲載商品の価格は、2023年7月末のものです。商品パッケージや価格が変更になることもあります。

本書レシピのルール

- 本書レシピでは、材料に動物性食品、卵、乳製品、白砂糖を使っておりません。
- はとむぎは、国産はとむぎを使っています。はとむぎ茶は奈良県産有機（オーガニック）はとむぎ茶を使っています。外国産のはとむぎを使用される場合は、炊き加減など様子を見て調整してください。
- 計量単位は、大さじ1＝15mℓ、小さじ1＝5mℓ、1合＝180mℓ、1カップ＝200mℓです。素材により、量りやすい分量で表記しています。
- 材料は２人分、料理によっては、作りやすい分量を紹介しているものもあります。
- とくに明記がない場合は、火加減は「中火」です。
- 材料の重さ（g）は基本的に正味重量でなく、材料そのものの重さで表示しています。個数、本数などは目安です。
- 炊飯器は5合炊き、土鍋は３合炊きを使用しています。機種や製品の性能によって調理時間に差がでる場合があるため、様子を見ながら加減してください。
- だし汁は、昆布10gを水1ℓにひと晩浸したものを使用しています。市販の顆粒だしを分量の水で溶かしたものや、お好みのものをお使いください。
- 塩は天然塩を使っています。

本書のアイコンについて

レシピ内では下記のアイコンを記載しています。
体調に合わせてレシピ選びの参考にしてください。

美容・美肌
身体の内側から肌トラブルを改善し、美肌をつくります。

便秘
腸を潤し、女性に多い便秘を解消します。

デトックス
身体の中の不要な老廃物をスムーズに排出し、代謝をよくします。

むくみ・水滞
利水作用により余分な水分を排出してむくみを改善します。

神経痛・リウマチ
痛みのもとといわれる「湿」を取り除き、炎症を和らげます。

アレルギー・アトピー
水の巡りをよくして免疫力を高め、体質改善に役立ちます。

腎臓
腎によいといわれる食材からサポート、アンチエイジングにも役立ちます。

気・血の巡り
身体の中に「気」と「血」を巡らせて、代謝をよくし、不調を整えます。

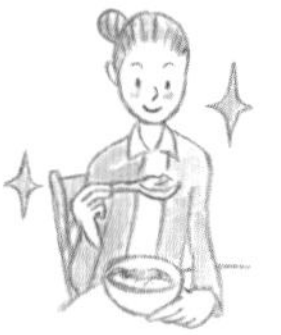

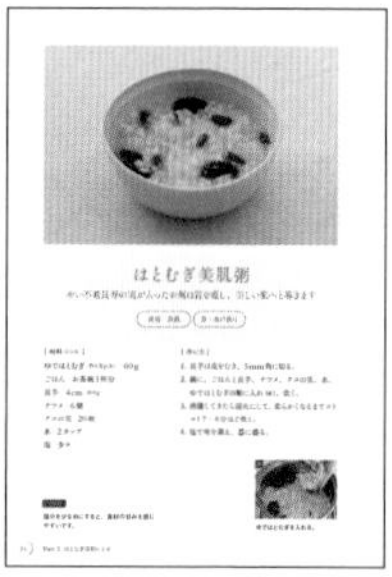

Part 1

毎日続けられる基本のはとむぎ&はとむぎ茶レシピ

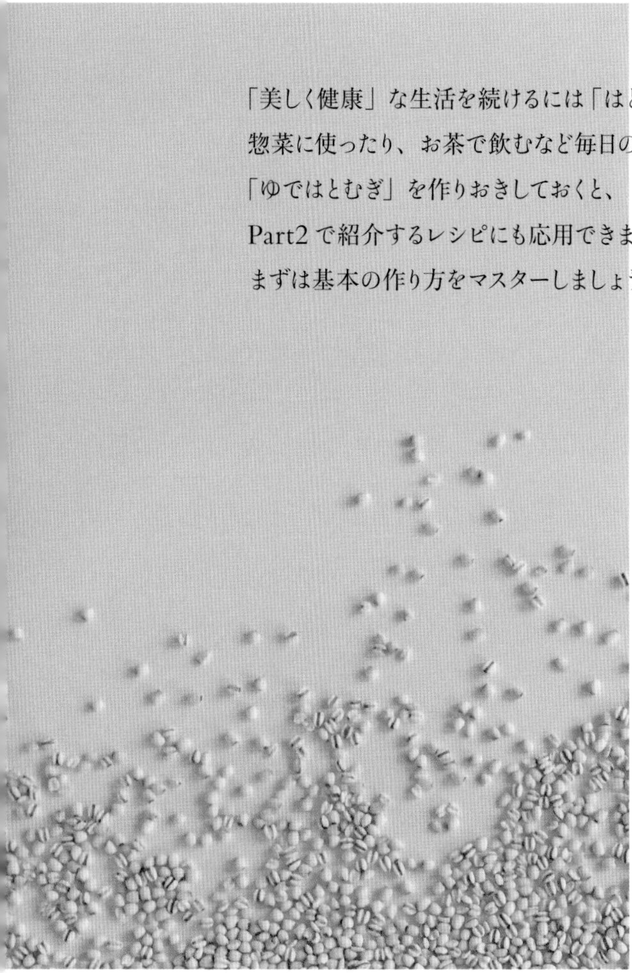

「美しく健康」な生活を続けるには「はとむぎ」をごはんに入れたり、惣菜に使ったり、お茶で飲むなど毎日の習慣に取り入れてください。
「ゆではとむぎ」を作りおきしておくと、
Part2 で紹介するレシピにも応用できます。
まずは基本の作り方をマスターしましょう。

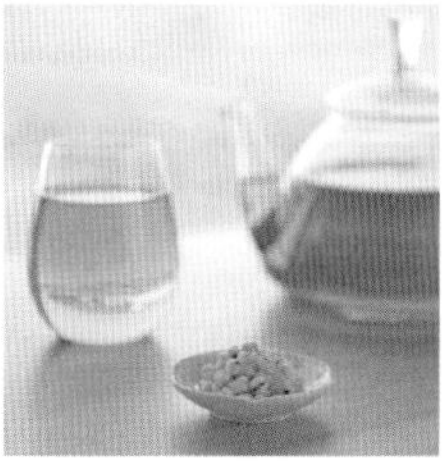

ゆではとむぎの作り方と活用法

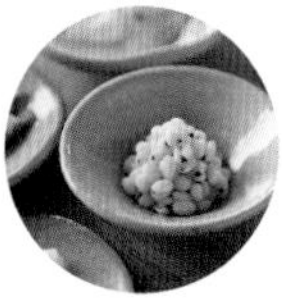

はとむぎ粒から「ゆではとむぎ」を作ってみましょう。
そのまま食べるのはもちろん、冷凍保存しておけば
はとむぎごはんや、さまざまな料理に活用できます。

ゆではとむぎを作る

［ 材料（作りやすい分量）］

はとむぎ粒…250g　　水…4カップ

［ 作り方 ］

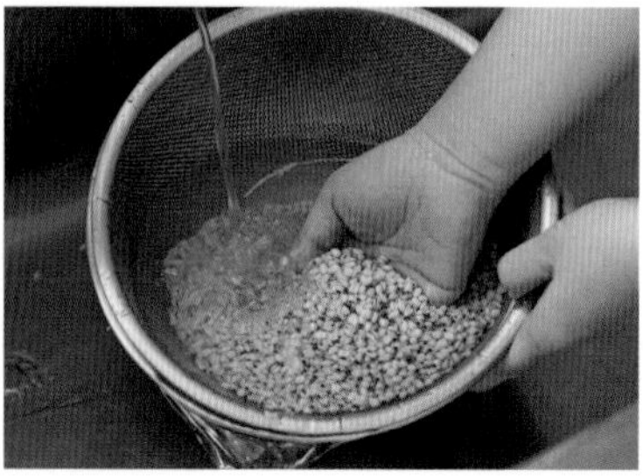

1. はとむぎ粒をザルに入れ、水が透明になるまでよく洗う。

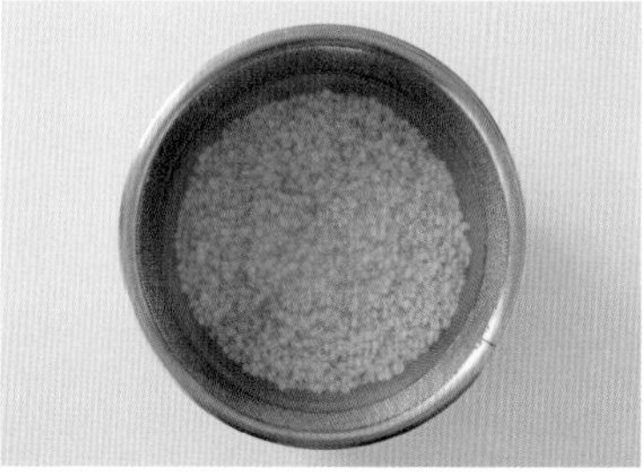

2. 洗ったはとむぎ粒をたっぷりの水（分量外）に1時間以上浸けておく。

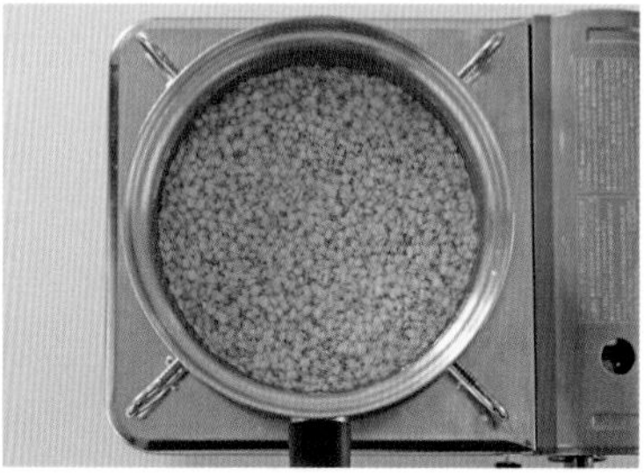

3. 浸けていた水は捨て、新しく水4カップを加えて炊く。

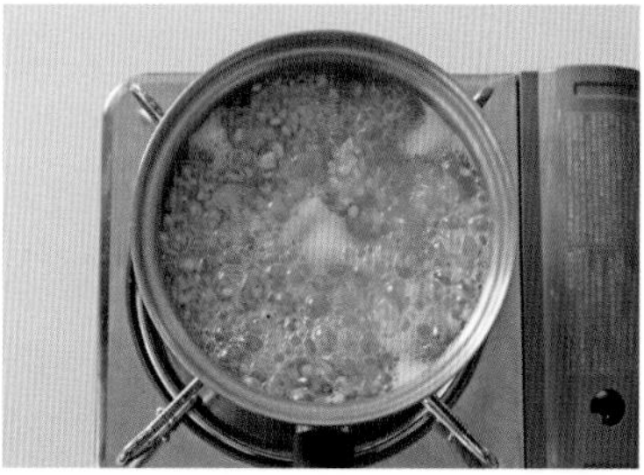

4. 最初は強火で火にかけ、沸騰したら弱火にしてコトコト芯がなくなるまで約30分ゆで上げる。

POINT

ゆで汁にも効果があります。ゆで汁は捨てずにスープやみそ汁にご利用ください。

ゆではとむぎを冷凍保存する

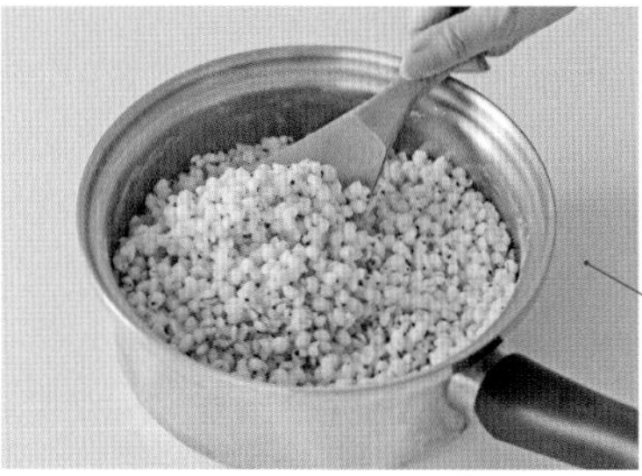

5. 炊き上がったら混ぜる。粗熱を取ってから小分けにする。

6.

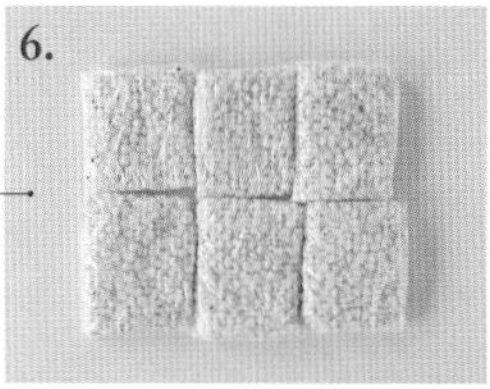

1パック約100gの小分け冷凍がおすすめ。

6.

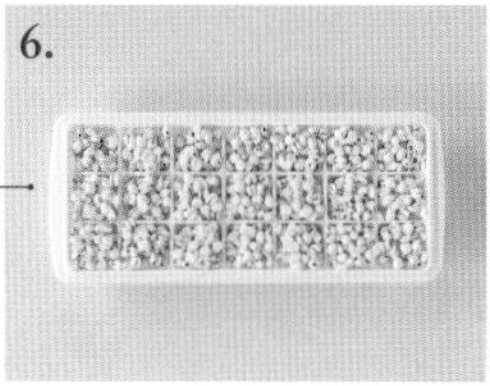

トッピング用などには製氷皿を使って冷凍するのも便利。

冷凍保存のゆではとむぎで、はとむぎごはんを炊く

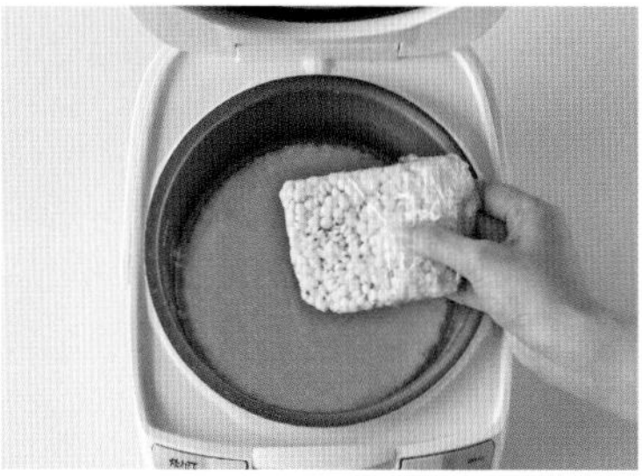

7. いつものお米を炊く水加減で、冷凍保存したゆではとむぎを上にのせて炊飯する。

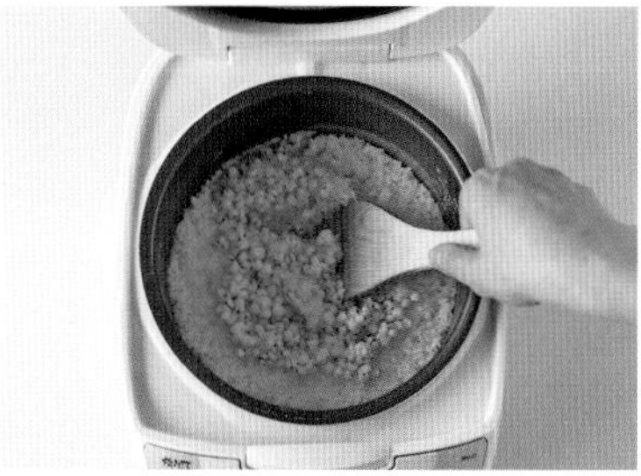

8. 炊き上がったら混ぜる。

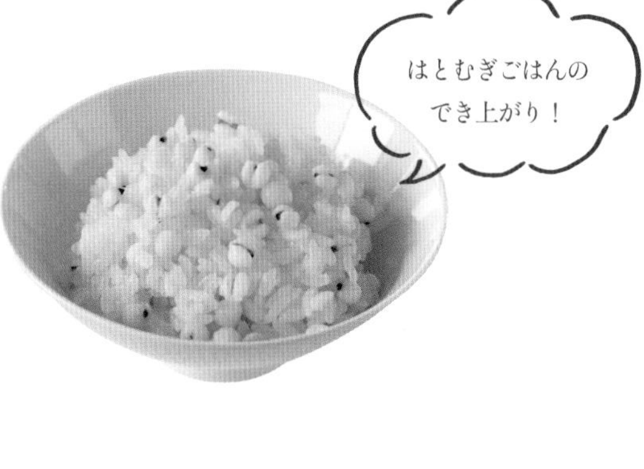

＼ラクチン！／

はとむぎ炊飯器用ではとむぎごはんを炊く

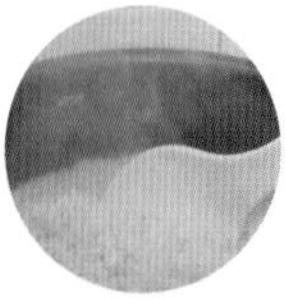

はとむぎ粒を挽き割りにした「はとむぎ炊飯器用」は、
普段の炊飯時に混ぜるだけで、
簡単にはとむぎごはんを炊くことができます。

炊飯器編

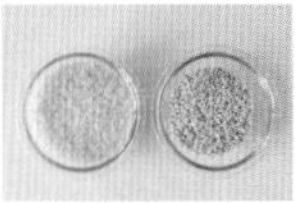

［ 材料（3合分）］

はとむぎ炊飯器用…1合
米…2合　　　水…540㎖

［ 作り方 ］

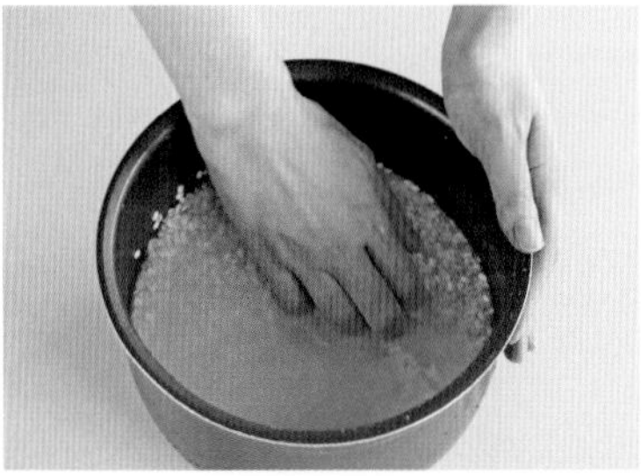

1. はとむぎ炊飯器用と米を一緒に洗い、30分〜1時間浸水する。

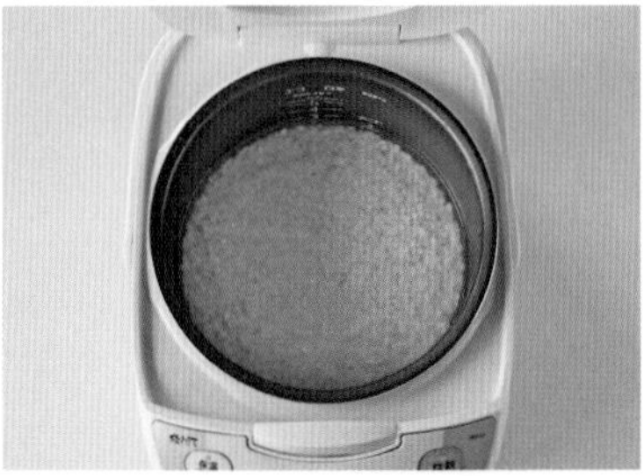

2. 1を水切りし、水を炊飯器の3合の目盛りまで加えて通常モードで炊飯する。

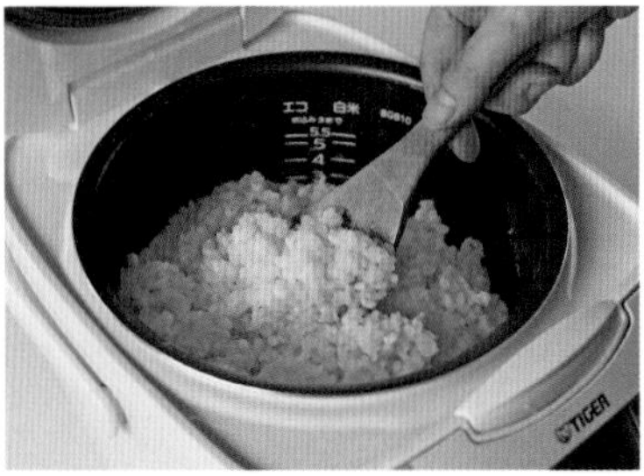

3. 炊き上がったら混ぜる。

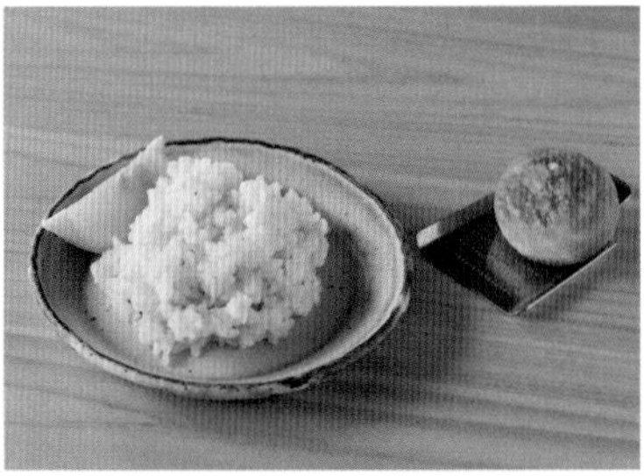

はとむぎごはんにレモンを搾り、岩塩の塩分で食べてみてください！ 新しい味わいです。

POINT

米とはとむぎ炊飯器用の割合は、白いごはんの場合2対1、炊き込みごはんなどの場合は3対1がおすすめです。

＼ラクチン！／

はとむぎ炊飯器用ではとむぎごはんを炊く

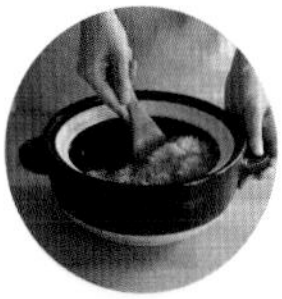

土鍋で炊くはとむぎごはんも格別。
「はとむぎ炊飯器用」で炊く方法を紹介します。
ふっくらつやつやごはんができ上がります。

土鍋編

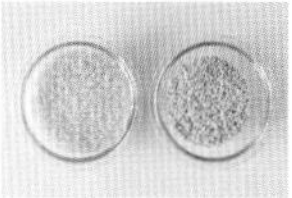

［ 材料（3合分）］

はとむぎ炊飯器用…1合
米…2合　　　水…3カップ

［ 作り方 ］

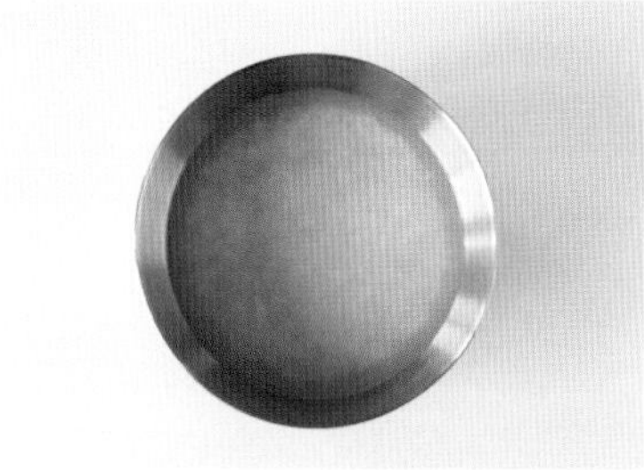

1. はとむぎ炊飯器用と米をボウルに入れよく洗い、30分〜1時間浸水する。

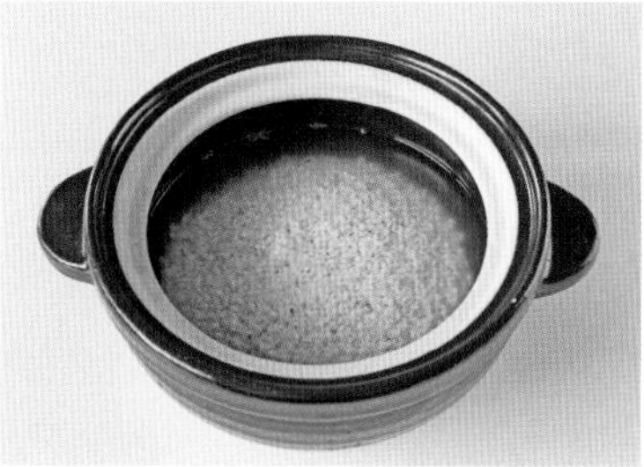

2. 1を水切りし、土鍋に入れて水3カップを加える。

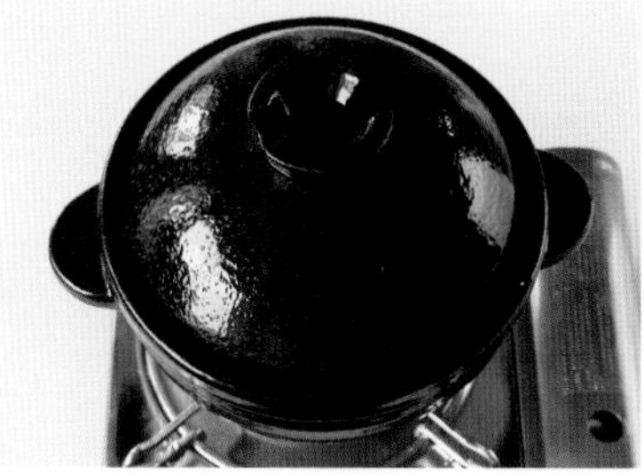

3. 中強火で8〜10分加熱し、沸騰したら弱火で10分炊く。

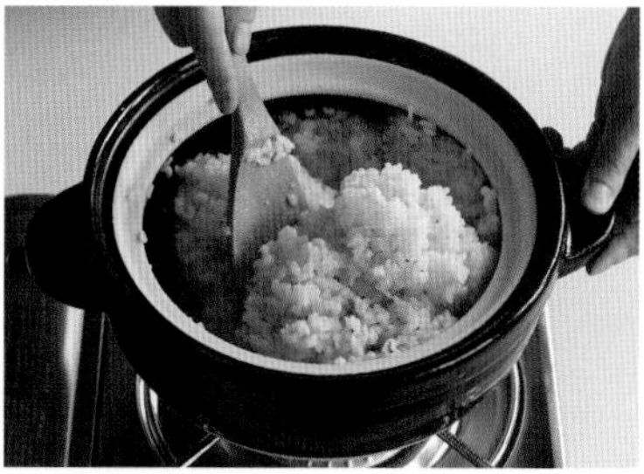

4. 火を止めて10分蒸らし、混ぜる。

POINT

はとむぎ粥などもチャレンジしてみてください（p.24、32参照）。

はとむぎ茶レシピ

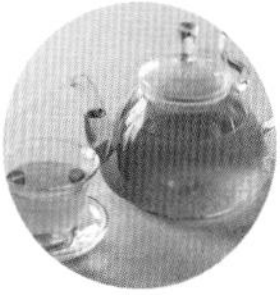

はとむぎ茶はノンカフェイン。
美肌づくりのために毎日の作りおきをおすすめします。
夏は冷やして、冬はホットでどうぞ。

美味しいはとむぎ茶の作り方

［ 作り方 ］

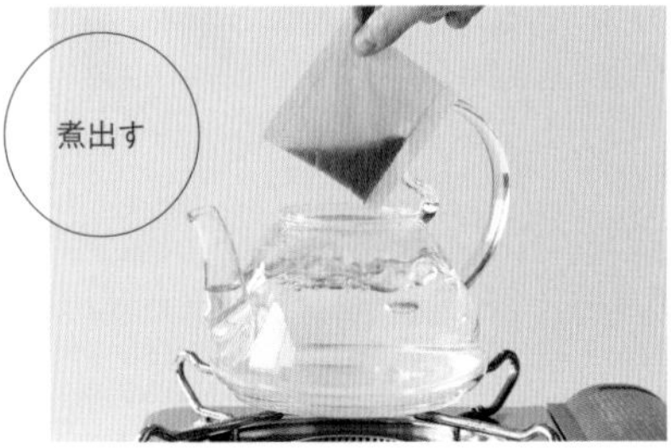

1. 沸騰したお湯（約500mℓ）に煮出し用1袋を入れる（1ℓの場合2袋）。

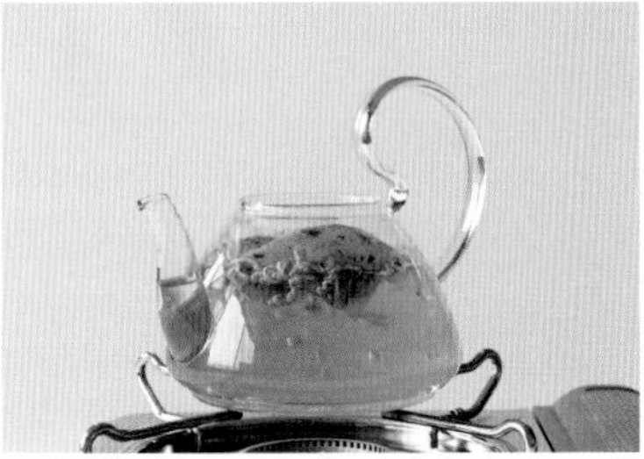

2. 5～7分煮出す。はとむぎの香ばしい香りが漂ってくる。

※冷蔵庫で1～2日間ほど保存可能。

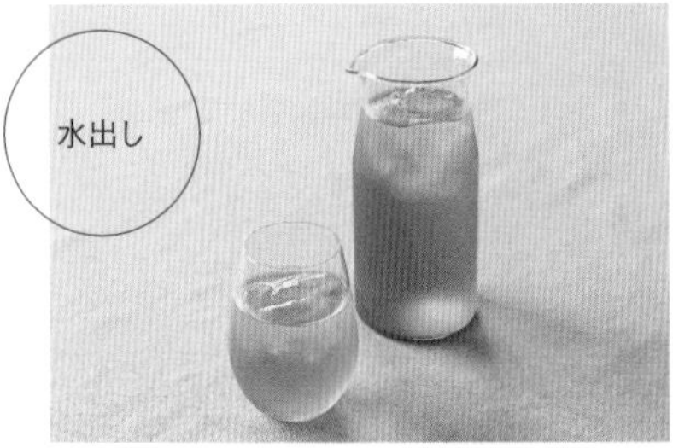

1. 容器に、ティーバッグを3袋入れ、約1ℓの水を注ぎ、冷蔵庫で3～5時間おく。
2. 箸などで軽く混ぜ、お好みの濃さになったらティーバッグを取り出し、冷蔵庫で保存する。

※冷蔵庫で1～2日間ほど保存可能。

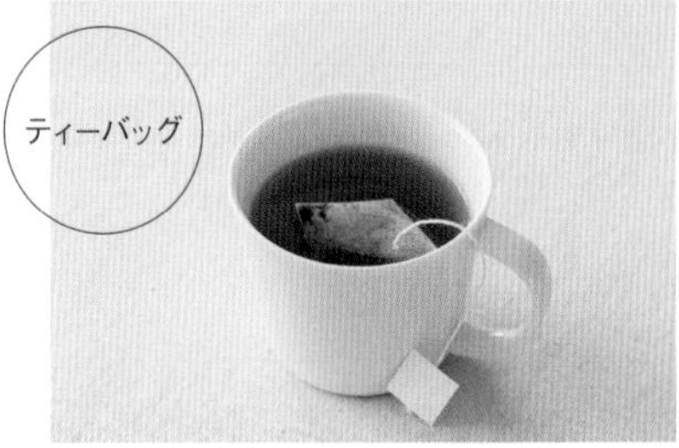

1. カップやポットにティーバッグを入れ、熱湯を注いで2～3分蒸らす。

はとむぎ茶の薬膳アレンジ

体調に合わせて選べる「はとむぎ茶アレンジ」を紹介します。
薬膳茶としての相乗効果がさらに期待できます。
薬膳茶は温かいはとむぎ茶に薬効のある食材を入れてお飲みください。

玫瑰花入りはとむぎ茶

デトックス　気・血の巡り

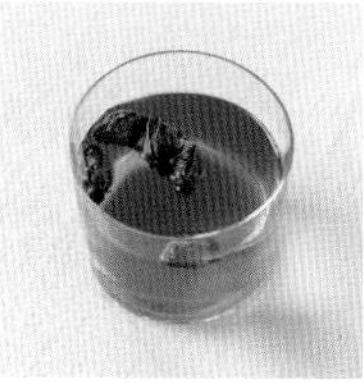

玫瑰花はバラの花を乾燥させたもの。ローズティーともいわれます。気・血・水の巡りを改善し、女性ホルモンUPにも！　バラの香りで癒されます。

黒豆はとむぎ茶

美容・美肌　腎臓

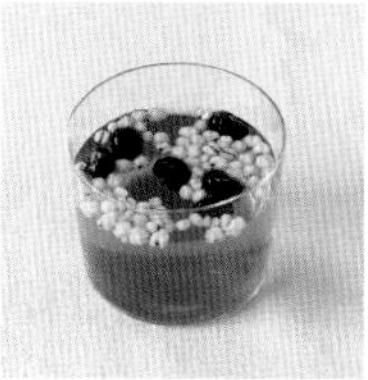

乾煎《からい》りした黒豆と、はとむぎほうじ粒をプラス。肌や腎を養いアンチエイジングに。香ばしくほのかに甘みを感じます。

紫蘇入りはとむぎ茶

むくみ・水滞　アレルギー・アトピー

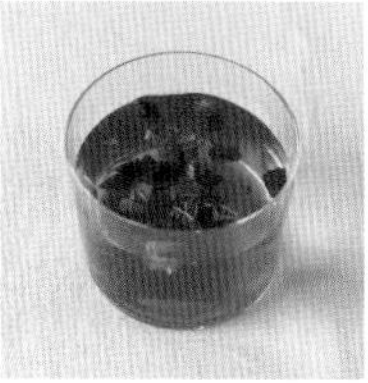

はとむぎと紫蘇はアレルギー・アトピー性皮膚炎・花粉症に有効。香りがよいお茶で気の巡りをよくします。

はとむぎチャイ

デトックス　気・血の巡り

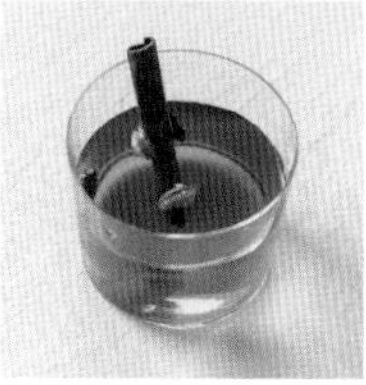

シナモンスティックとクローブ、カルダモンをプラスすることで、身体を温め巡りをよくし、血行促進効果が期待できます。スパイシーな香りは女性に人気です。

はとむぎ菊花茶

アレルギー・アトピー

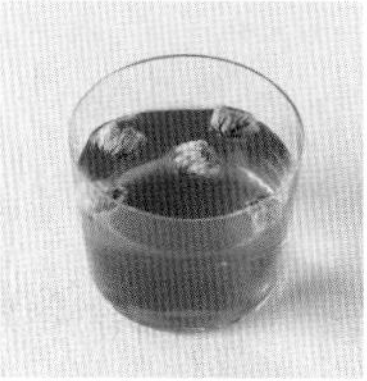

菊花は目の乾燥、目のかゆみや充血だけでなく視力の衰えにも効果があるとされています。昂《たか》ぶった気を落ち着かせるリラックス作用も期待できます。

高麗人参はとむぎ茶

美容・美肌　気・血の巡り

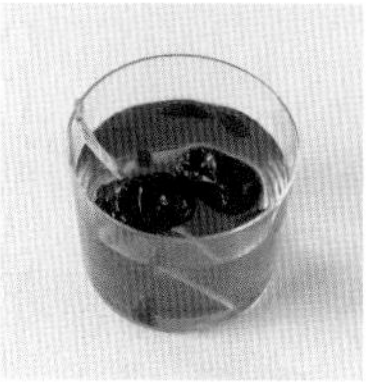

高麗人参にナツメとクコの実をプラス。気・血・水すべてを活性化し、美肌一直線の最強茶です。ほんのり甘くスッキリした味。

はとむぎQ&A

はとむぎに関する疑問にお答えします。

Q はとむぎって何ですか？

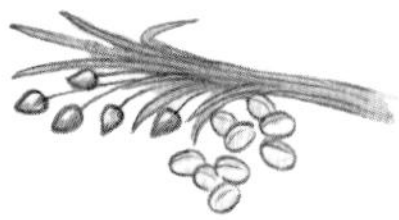

A はとむぎはイネ科、ジュズダマ属の一年草の薬草です。はとむぎは古来より漢方食材として、また民間療法としてイボ取りや肌荒れ対策などに利用されてきた歴史があります。

Q はとむぎとヨクイニンは同じものですか？

A はとむぎの種子の殻を取り除いて精白したものは漢方名では「ヨクイニン」という生薬です。食品では「はとむぎ」と呼ばれています。どちらも同じものです。

Q はとむぎにグルテンは含まれているの？

A グルテンは小麦に含まれる特有のたんぱく質のことです。はとむぎは小麦の仲間ではないのでグルテンは含まれていません。グルテンフリーなのでグルテンアレルギーの方も安心です。

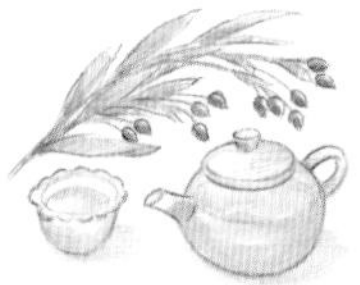

Q はとむぎでイボが取れるの？

A イボにはウイルス（ヒトパピローマウイルス）で感染してできるものと加齢や体質でできるものがあります。はとむぎの抗ウイルス作用によって尋常性疣贅《ゆうぜい》、青年性扁平《へんぺい》疣贅、伝染性軟属腫《なんぞくしゅ》（いわゆる水イボ）、コンジローマなどウイルスの感染によってできるイボは取れると期待できます。

Q はとむぎは子どもにもいいの？

A はとむぎは穀物の一つとして誰でも食べられます。はとむぎ茶もノンカフェインなので赤ちゃんでも飲むことができます。また子どもにできる水イボも改善するといわれています。

Q はとむぎは身体を冷やすってホント？

A はとむぎは中医学の五性（食べ物が持つ温めたり冷ましたりする性質）では「涼性《りょうせい》」といわれていますが、作用がおだやかなのでどのタイプの人でも害がないのが大きな特徴です。また穀物としては「平性《へいせい》」に含まれます。

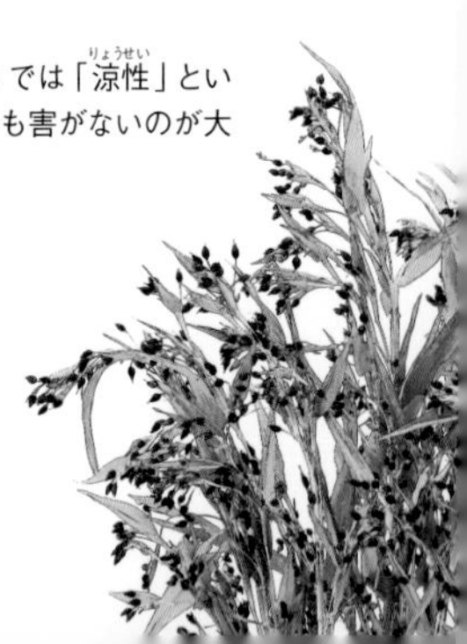

Q 国産品と輸入品のはとむぎに違いは？

A はとむぎは国産品でも輸入品でも機能性や安全性には変わりないと思います。味の面では国産品の方が美味しいと感じる方が多いようです。

Part 2

はとむぎ活用レシピ

はとむぎは、いろいろなお料理やドリンクにぴったり！
主食、主菜、副菜、汁物、おやつ、ドリンクなどの
はとむぎ活用レシピをご紹介します。
はとむぎ茶と共にバランスよく取り入れてください。

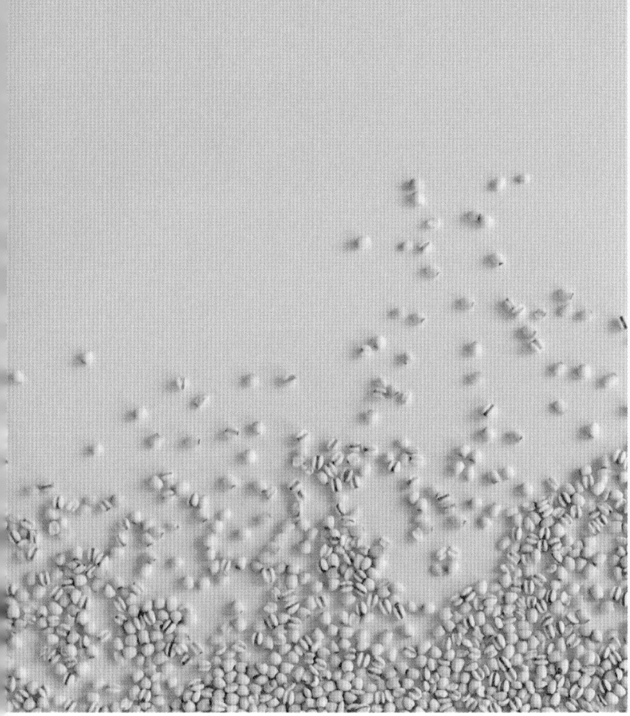

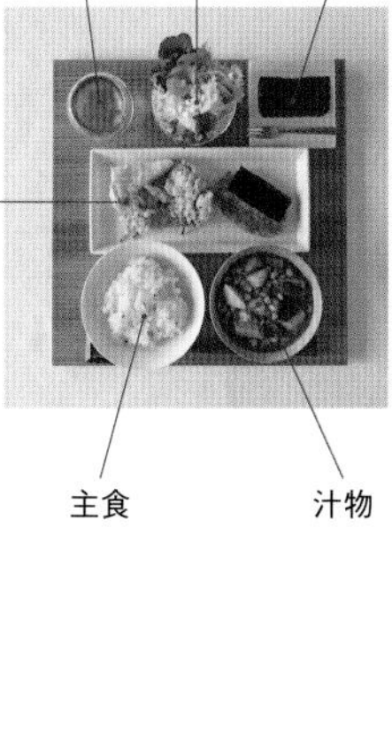

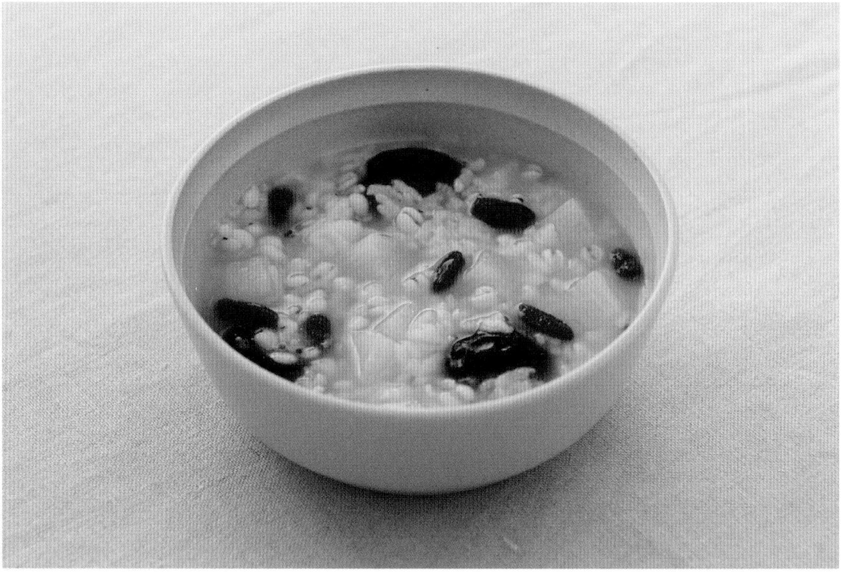

はとむぎ美肌粥

赤い不老長寿の実が入ったお粥は胃を癒し、美しい肌へと導きます

美容・美肌　気・血の巡り

[材料（2人分）]

ゆではとむぎ（作り方p.16）…60g
ごはん…お茶碗1杯分
長芋…4cm（100g）
ナツメ…6個
クコの実…20粒
水…2カップ
塩…少々

[作り方]

1. 長芋は皮をむき、5mm角に切る。
2. 鍋に、ごはんと長芋、ナツメ、クコの実、水、ゆではとむぎの順に入れ（a）、炊く。
3. 沸騰してきたら弱火にして、柔らかくなるまでコトコト7〜8分ほど炊く。
4. 塩で味を調え、器に盛る。

POINT

塩分を少なめにすると、食材の甘みを感じやすいです。

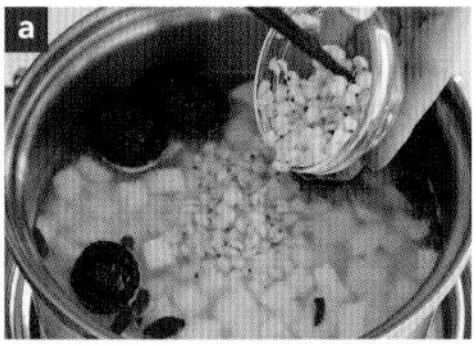

ゆではとむぎを入れる。

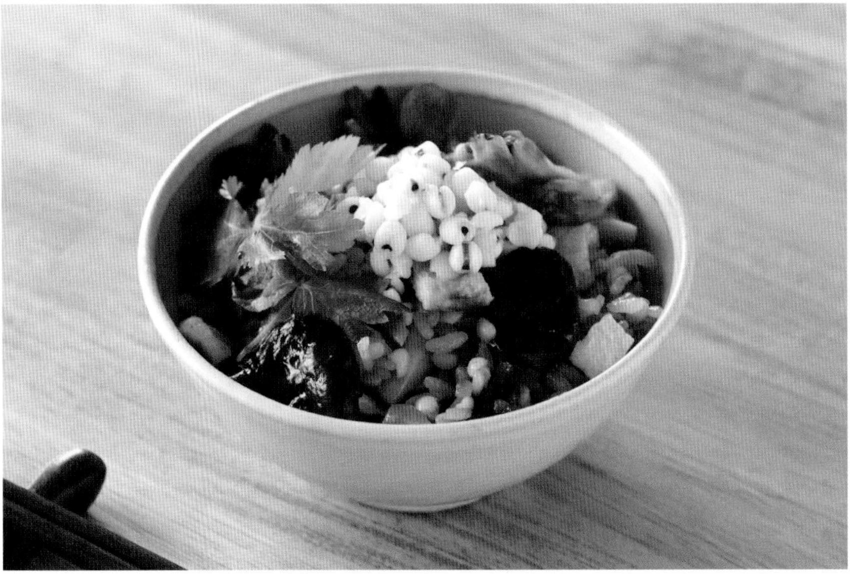

きのこのはとむぎごはん

きのこは気を補う効果が高く、疲れた身体を元気にします。

便秘　アレルギー・アトピー

[材料 (3〜4人分)]

はとむぎ炊飯器用…0.5合
米…1.5合
しめじ、まいたけ、ひらたけなど
…各1/2パック
にんじん…1/2本 (75g)
油揚げ…1枚
A
- しょう油・酒…各大さじ2
- みりん…大さじ1
- 塩…小さじ1/2

● トッピング用

ゆではとむぎ (作り方p.16)、三つ葉
…各適量

[作り方]

1. はとむぎ炊飯器用と米を一緒に洗い、炊飯器に入れる。にんじんは1cm長さの千切り、きのこ類はほぐす。油揚げは油抜きし、1cm幅に切る。
2. Aを加え、2合の目盛りより少し少なめに水（分量外）を入れ、1のにんじん、きのこ類、油揚げの順に加え（a）、炊飯する。
3. 炊き上がったら、さっくりと全体を混ぜる。器に盛り、ゆではとむぎと三つ葉を飾る。

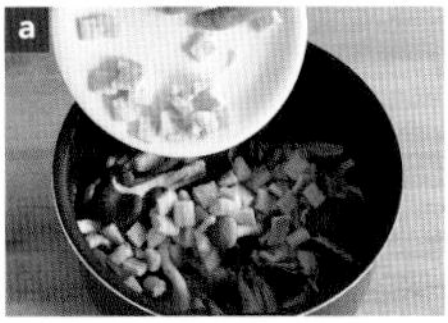

具材を順に入れる。

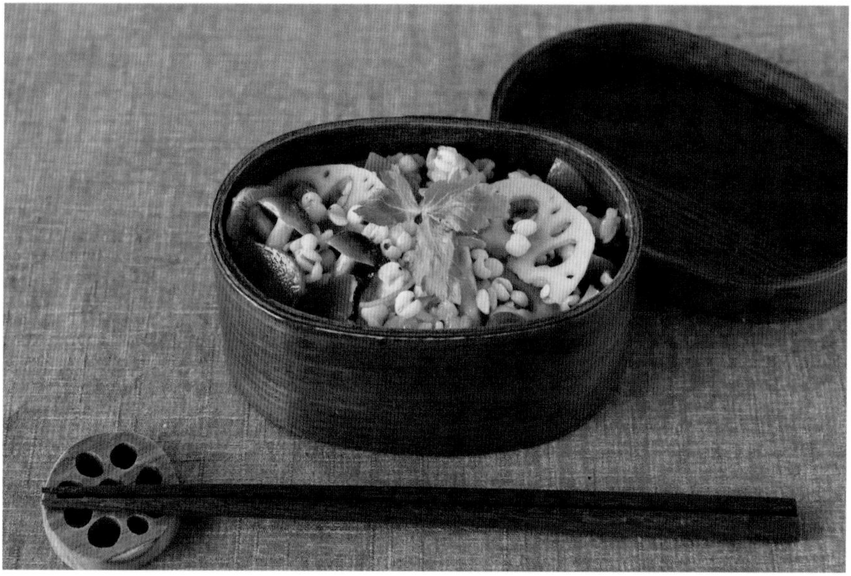

はとむぎとレンコンのおこわ

疲れた時におすすめのもち米、気と血を補い美しい肌をつくります

美容・美肌　便秘

[材料 (3～4人分)]

はとむぎ炊飯器用…0.5合
もち米…1.5合
レンコン…1/2節 (50g)
しめじ…1パック
椎茸…1個
にんじん…1/4本 (40g)
生姜…1片
A「しょう油・酒…各大さじ2
　みりん…大さじ1
ゆではとむぎ (作り方p.16)…適量

● トッピング用

三つ葉…適量

[作り方]

1. はとむぎ炊飯器用ともち米を一緒に洗い、30分浸水し、水切りをする。
2. しめじは小房に分け、椎茸は石づきを取り1cm幅に切る。にんじんはいちょう切り、レンコンは半月切り、生姜はみじん切りにする。
3. 炊飯器に1とAを入れ、水 (分量外) を2合の目盛りまで入れ、2を加えて炊飯する。
4. 炊き上がったら、ゆではとむぎを加えて混ぜ (a)、器に盛り、三つ葉を飾る。

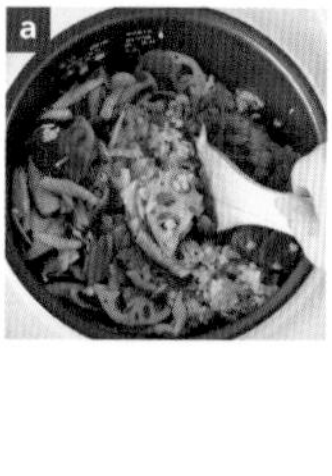

炊き上がったら、ゆではとむぎを加えて混ぜる。

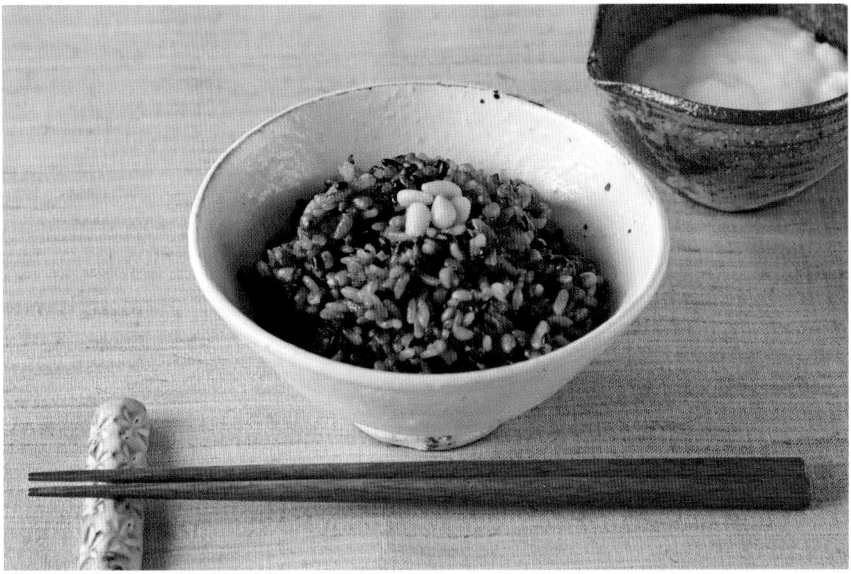

はとむぎと黒米のとろろかけごはん

アントシアニンを豊富に含む黒米、腎を補うとろろでPower up！

腎臓　神経痛・リウマチ

[材料 (3～4人分)]

はとむぎ炊飯器用…0.5合
米…1.5合
黒米…大さじ3

● とろろ (2人分)

長芋…6 cm (150 g)
しょう油…大さじ1
だし汁…大さじ1

● トッピング用

松の実…適量

[作り方]

1. はとむぎ炊飯器用と米を一緒に洗い、水 (分量外) を炊飯器の2合の目盛りまで入れる。黒米を加え、水大さじ3 (分量外) をさらに足して炊飯する。
2. 長芋は皮をむき、すりおろし、しょう油、だし汁を加えて、よく混ぜる。
3. 炊き上がった1のごはんをよく混ぜ、茶碗に盛り、松の実をトッピングする。2をかける (a)。

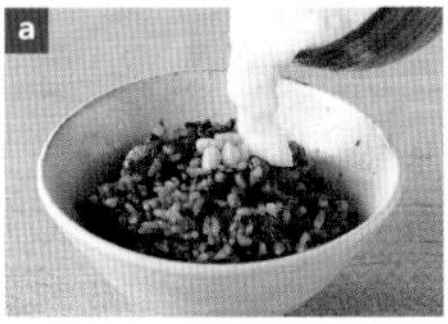

とろろをかける。

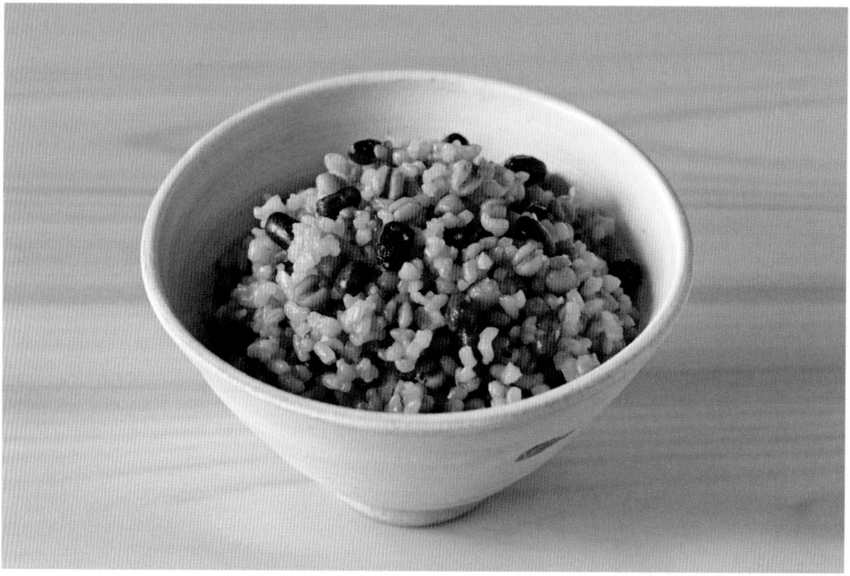

小豆と塩麹のはとむぎ玄米ごはん

玄米に利水作用の高い食材をプラスして、デトックス効果を高めましょう

デトックス　むくみ・水滞

[材料 (3〜4人分)]

はとむぎ粒…0.5合
玄米…1合
小豆…0.5合
塩麹…大さじ1

[作り方]

1. はとむぎ粒と玄米、小豆をよく洗い、約3時間浸水する (a)。
2. 炊飯器に1と、水 (分量外) を玄米の水位線の2合の目盛りまで入れ、塩麹を加えて玄米モードで炊飯する。
3. 炊き上がったら、よく混ぜる。

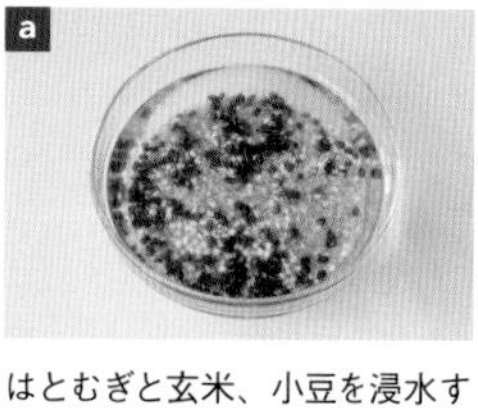

はとむぎと玄米、小豆を浸水する。

POINT

圧力鍋や土鍋でも美味しく炊けます。

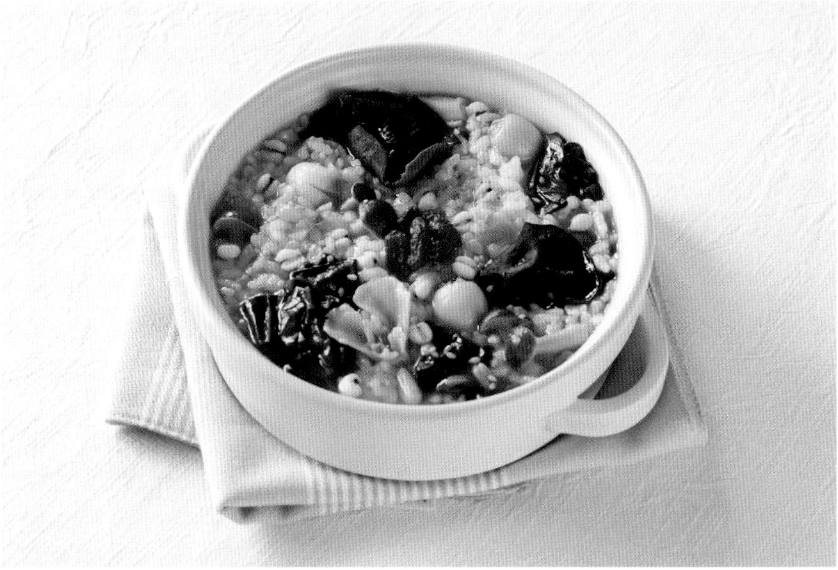

はとむぎ薬膳ぞうすい

美容によい漢方食材で作るぞうすい。これぞ薬膳！

美容・美肌　アレルギー・アトピー

[材料 (2人分)]

はとむぎごはん (作り方p.16)
…お茶碗1.5杯分 (200g)
蓮の実…6粒　ほうれん草…100g
しめじ・まいたけ…各1/2パック
黒きくらげ (乾燥)…4g
ごま油…大さじ1
生姜のすりおろし…小さじ1
だし汁…3カップ　塩…小さじ1/2

● トッピング用

A
- クコの実…10粒
- 松の実…10粒
- 白ごま…小さじ1

[作り方]

1. 蓮の実は柔らかくなるまでゆでる (**a**)。
2. ほうれん草はゆでて食べやすい大きさに切り、きのこ類は小房に分けほぐす。黒きくらげは水で戻し、1cm幅にちぎる。
3. 鍋にごま油を熱し、黒きくらげを炒める。材料をすべて加え、ひと煮立ちさせる。
4. 器に盛りつけ、Aをトッピングする。

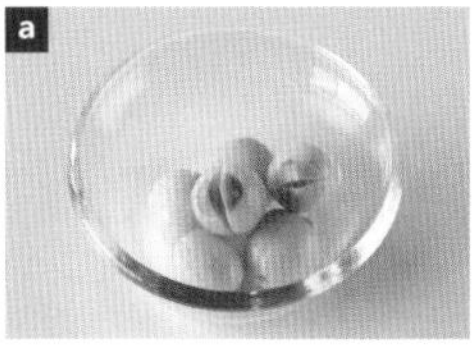

蓮の実をゆでた状態。

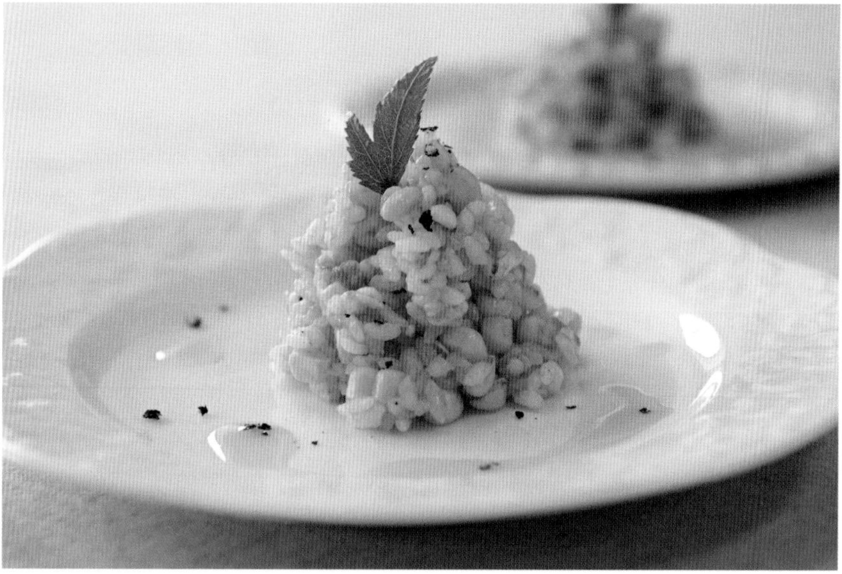

炊飯器で作るトマトとコーンのはとむぎリゾット

大胆な作り方が楽しい美肌リゾット。シミ対策におすすめです

美容・美肌　むくみ・水滞

[材料(3〜4人分)]

ゆではとむぎ(作り方p.16)…30g
米…1合
トマト…1個(150g)
トウモロコシ…1本
A ┌ オリーブ油…大さじ1
　 └ 塩・粗びきこしょう…各少々

[作り方]

1. 炊飯器に洗った米と、水(分量外)を炊飯器の1合の目盛りまで入れ、ゆではとむぎ、ヘタを取ったトマト、トウモロコシを入れて(a)、炊飯する。
2. 炊き上がったらトウモロコシを取り出し、包丁で粒を削ぎ落とし、炊飯器に戻してよく混ぜる。
3. Aを加えて味を調える。

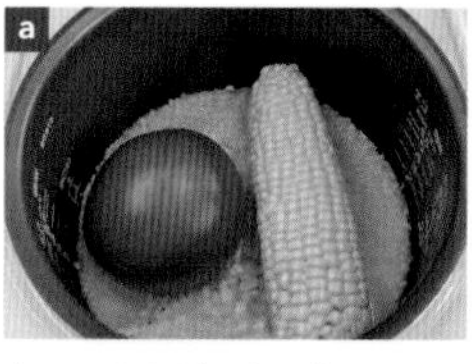

米、はとむぎの上に丸のままの
トマトとトウモロコシをのせる。

POINT

トウモロコシの芯も一緒に炊き込むのがコツ。

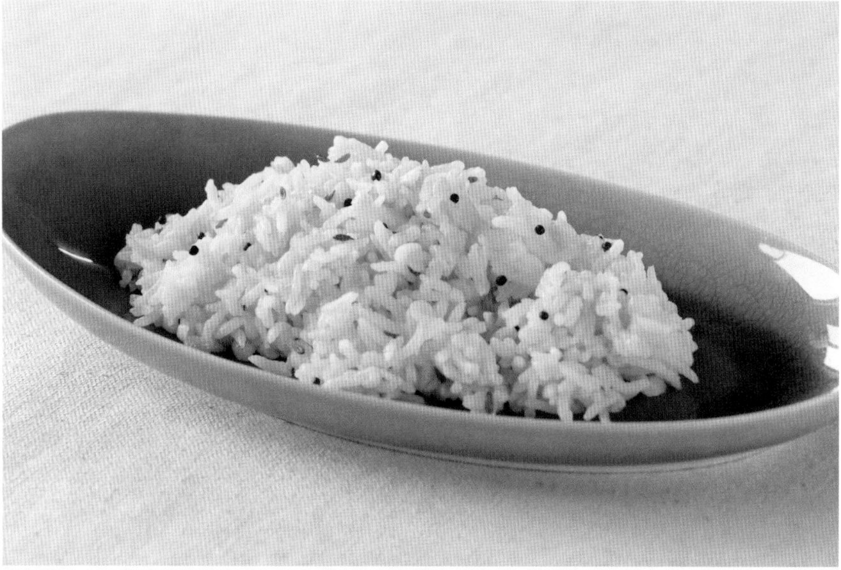

はとむぎレモンライス

ターメリックが気と血を巡らせ、レモンのさわやかな風味がクセになります

デトックス　気・血の巡り

［ 材料（3〜4人分）］

はとむぎ炊飯器用…0.5合
タイ米…1.5合
クミンシード…小さじ1/2
マスタードシード…小さじ1/2
A ┌ ターメリック…小さじ1/4
　 └ 塩…小さじ1/2
油…大さじ1
レモン汁…大さじ2

［ 作り方 ］

1. はとむぎ炊飯器用とタイ米を一緒に洗い、水（分量外）と共に炊飯器の2合の目盛りまで入れ、Aを加えて混ぜる。
2. フライパンに油、クミンシードを入れた後で火をつける。弱火で小さな気泡が出てくるまでじっくり炒めたら、マスタードシードを加えて少し炒め、1に加えて炊飯する。
3. 炊き上がったらレモン汁をかけて、よく混ぜる。

POINT

はとむぎとタイ米の相性がgood！　はとむぎダルカレー（p.42）に添えるのもおすすめです。

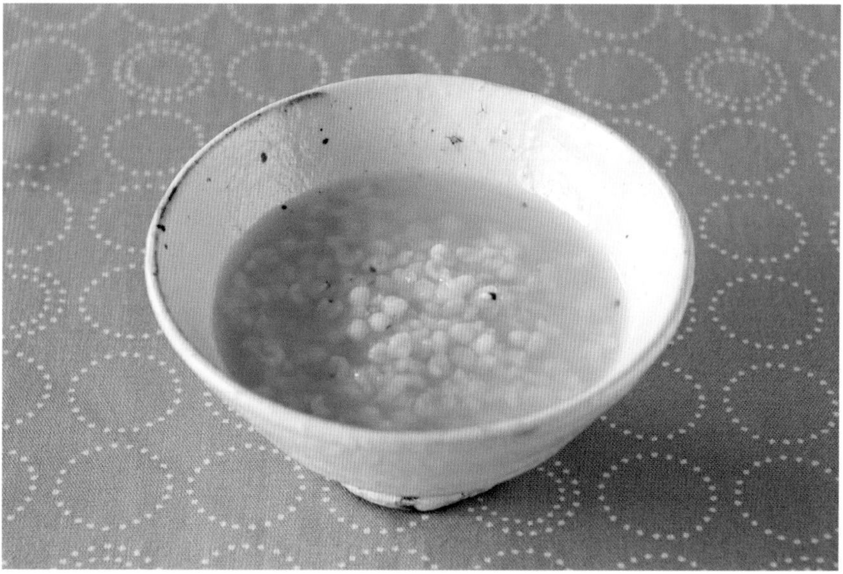

はとむぎ茶粥

胃も心もホッと休まる茶粥は奈良の郷土料理。はとむぎ茶で美肌に！

むくみ・水滞　腎臓

［ 材料（2人分）］

はとむぎ炊飯器用…0.25合
米…0.25合
はとむぎ茶煮出し用…1パック
塩…少々

［ 作り方 ］

1. はとむぎ炊飯器用と米を一緒によく洗う。
2. 炊飯器に**1**と水（分量外）をお粥の水位線の1合の目盛りまで入れ、塩を加えはとむぎ茶のパックをのせて（**a**）、炊く。

a

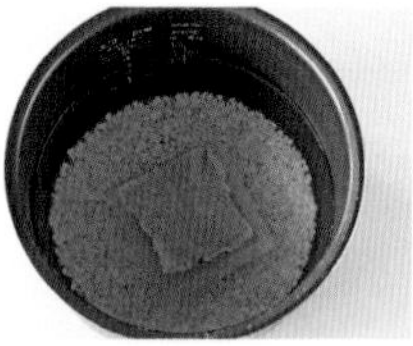

はとむぎ茶のパックをのせたところ。

POINT

土鍋でコトコトじっくり炊く「はとむぎ茶粥」もおすすめです。

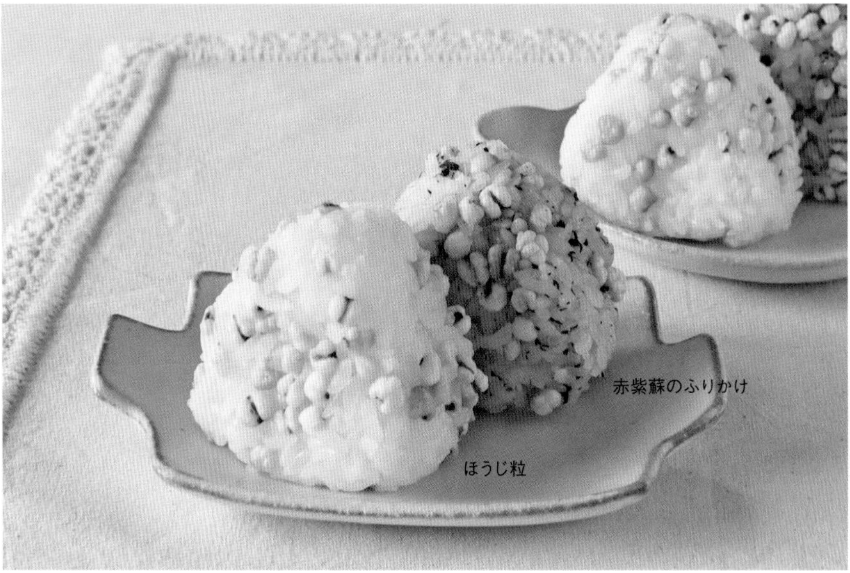

はとむぎおむすび2種

はとむぎほうじ粒をごはんに混ぜるだけでできる簡単「美肌おむすび」

美容・美肌　アレルギー・アトピー

[材料 (2人分・各2個分)]

A
- はとむぎほうじ粒小袋タイプ…7g (1袋)
- ごはん…お茶碗1杯分 (150g)
- 塩…少々

B
- はとむぎほうじ粒小袋タイプ…7g (1袋)
- ごはん…お茶碗1杯分 (150g)
- 赤紫蘇のふりかけ…少々

[作り方]

Aの材料をボウルに入れてよく混ぜ (**a**)、三角に握る。Bも同様に握る。

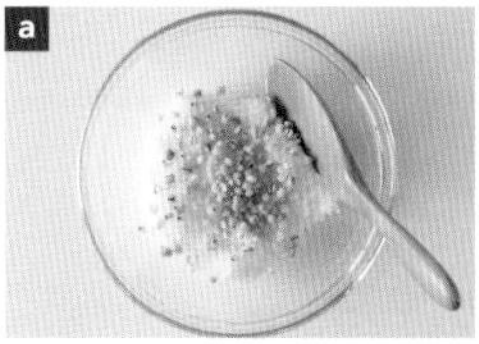

はとむぎほうじ粒をごはんと和える。

POINT

はとむぎほうじ粒は、ごはんと一緒に炊き込んでも美味しいです。

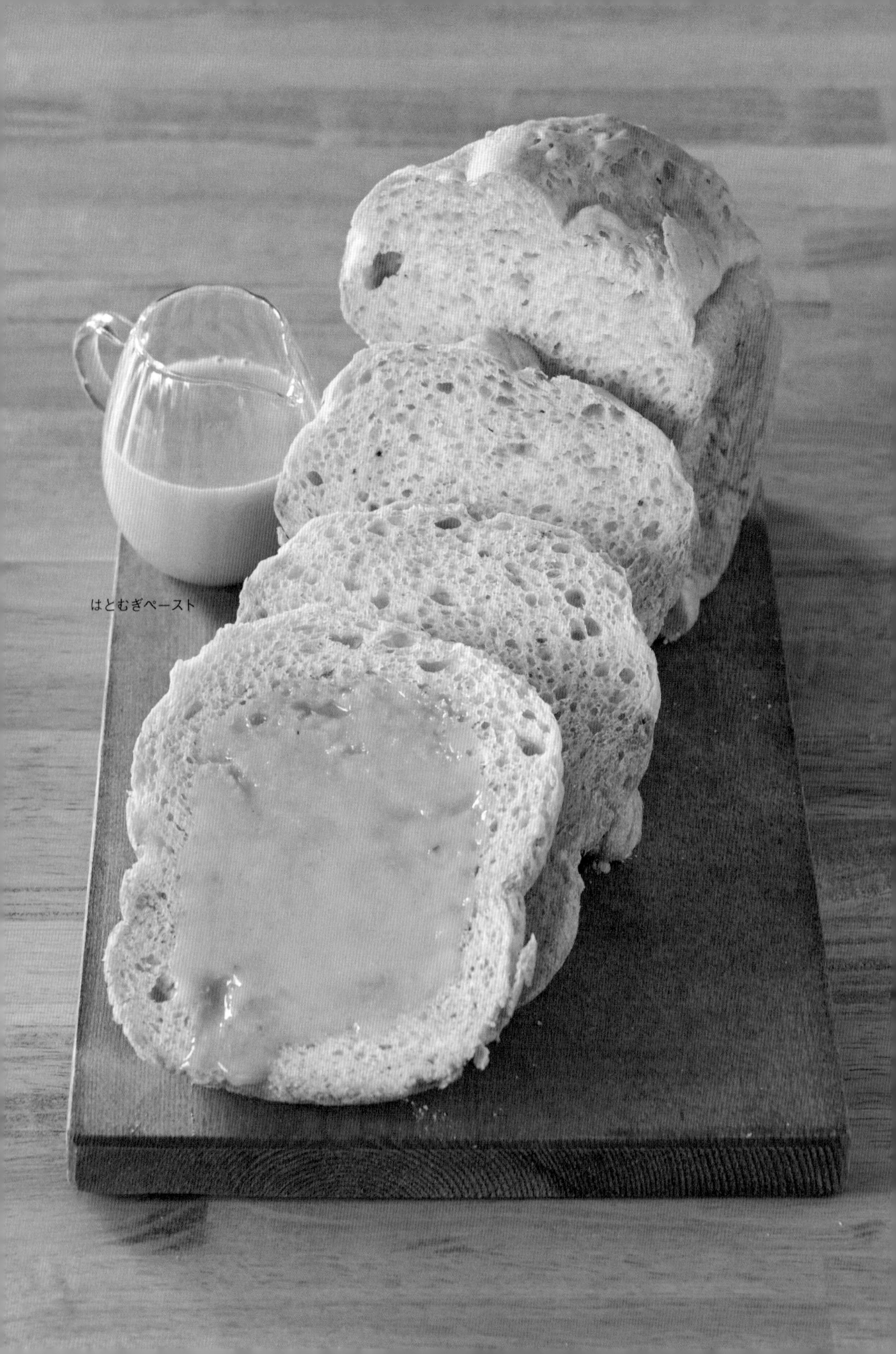
はとむぎペースト

ホームベーカリーで焼くはとむぎ食パン

いつもの食パンで美肌づくり！　はとむぎプラスでキレイを目指す

美容・美肌　便秘

［ 材料（1斤分）］

はとむぎ粉末…50g
はとむぎほうじ粒…30g
強力粉…200g
甜菜糖…20g
塩…1g
オリーブ油…18g
インスタントドライイースト…3g
水…180mℓ

POINT

はとむぎほうじ粒をプラスすると、より香ばしく仕上がります。

［ 作り方 ］

1. ホームベーカリーの型にすべての材料を入れて（**a**）、食パンモードで焼く。
2. 焼き上がったら、ミトンなどを使い食パンを型からすぐに出し、粗熱を取る（**b**）。

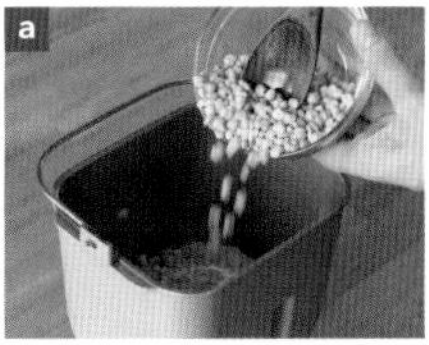

はとむぎほうじ粒を入れることで食感が増す。

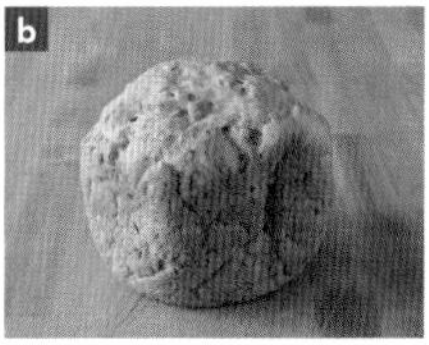

はとむぎ食パンの焼き上がり。

はとむぎペースト

はとむぎほうじ粉末で簡単にできる万能ペースト

美容・美肌　気・血の巡り

［ 材料（作りやすい分量）］

はとむぎほうじ粉末…大さじ1
アガベシロップ（なければメープルシロップ）
…大さじ3

［ 作り方 ］

1. ボウルにアガベシロップを入れ、はとむぎほうじ粉末を加えよく混ぜる（**c**）。
2. はとむぎ食パンなどに塗る。

POINT

はとむぎペーストは、クラッカーやアイスクリーム、かき氷のトッピングにもおすすめです。

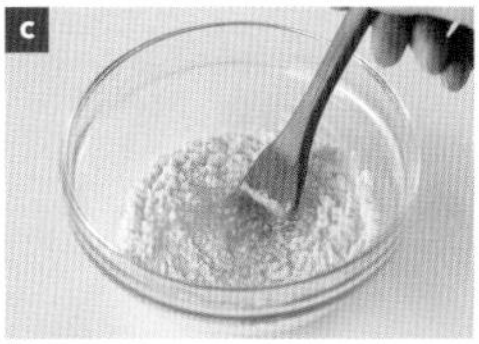

はとむぎほうじ粉末とアガベシロップがよく馴染むまで混ぜる。

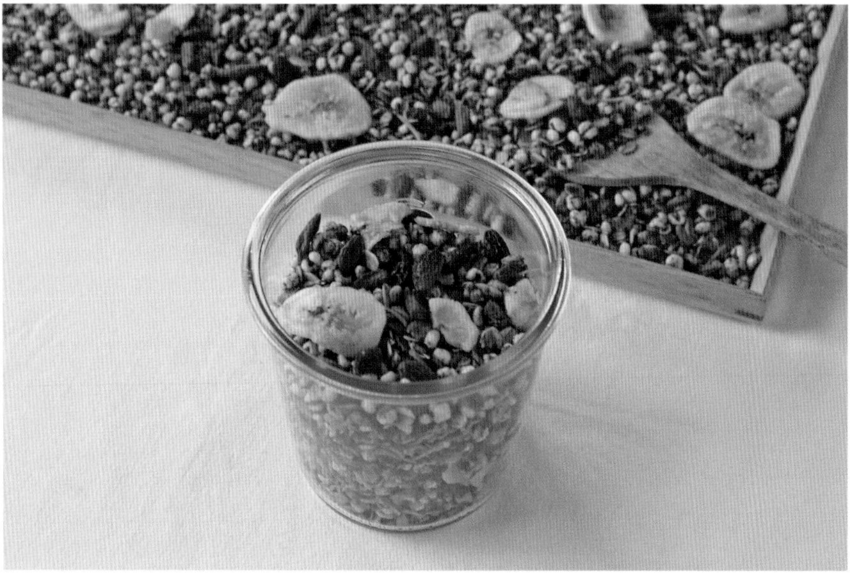

はとむぎグラノーラ

栄養バランスが整った理想的なグラノーラ。気と血を補い美容にも

美容・美肌　デトックス

[材料（7日分）]

はとむぎほうじ粒…200g

オーツ麦…200g

A ┌ ココナッツオイル…100g
  └ ココナッツシュガー…80g

ココナッツロング…30g

シナモンパウダー…大さじ2

● お好みのトッピング

レーズン、クコの実、
バナナチップス…各適量

※密閉容器に入れて1週間ほど保存可能。

[作り方]

1. フライパンにAを入れて軽く混ぜ合わせる。
2. オーツ麦、はとむぎほうじ粒、ココナッツロングも加えて混ぜ（a）、弱火で10分ほど煎り、シナモンパウダーをふる。
3. バットなどに移し、粗熱を取る。お好みのトッピングを混ぜ合わせ、密閉容器に移す。

a

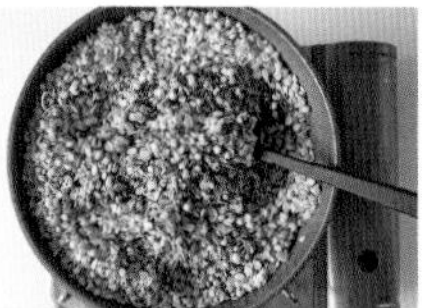

弱火で煎る。

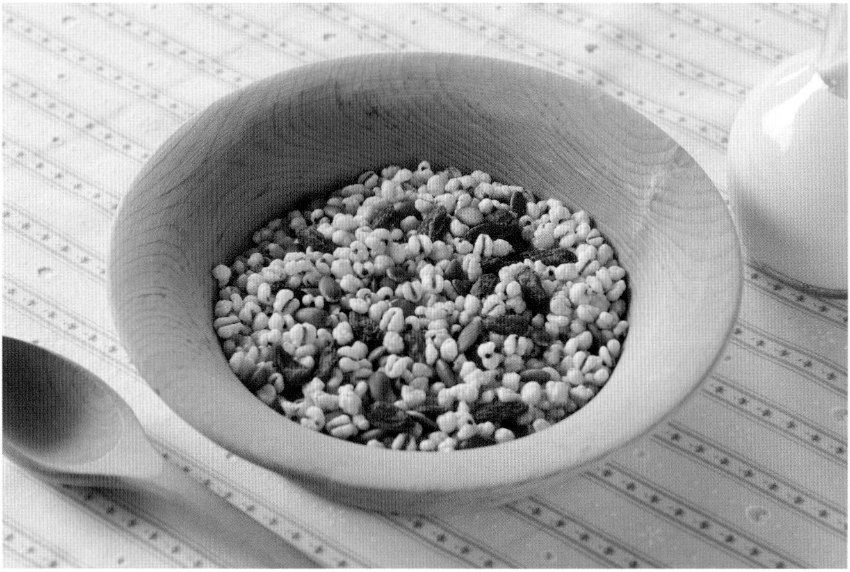

はとむぎシリアル

はとむぎがたっぷり摂れる美味しい美肌朝食。便通もよくなります

美容・美肌　アレルギー・アトピー

[材料 (2人分)]

はとむぎほうじ粒…80g
ドライフルーツ (パンプキンシード、クコの実、レーズンなど)
…合わせて20g
ナッツ類…20g
豆乳…1.5カップ

[作り方]

1. 豆乳以外のすべての材料を器に入れ、混ぜる。
2. 豆乳をかける (**a**)。お好みでメープルシロップをかける。

POINT

豆乳ヨーグルトに「はとむぎシリアル」を入れたヘルシー朝食もおすすめです。

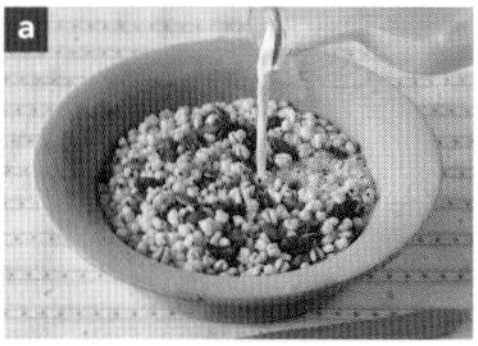

豆乳は食べる直前にかける。

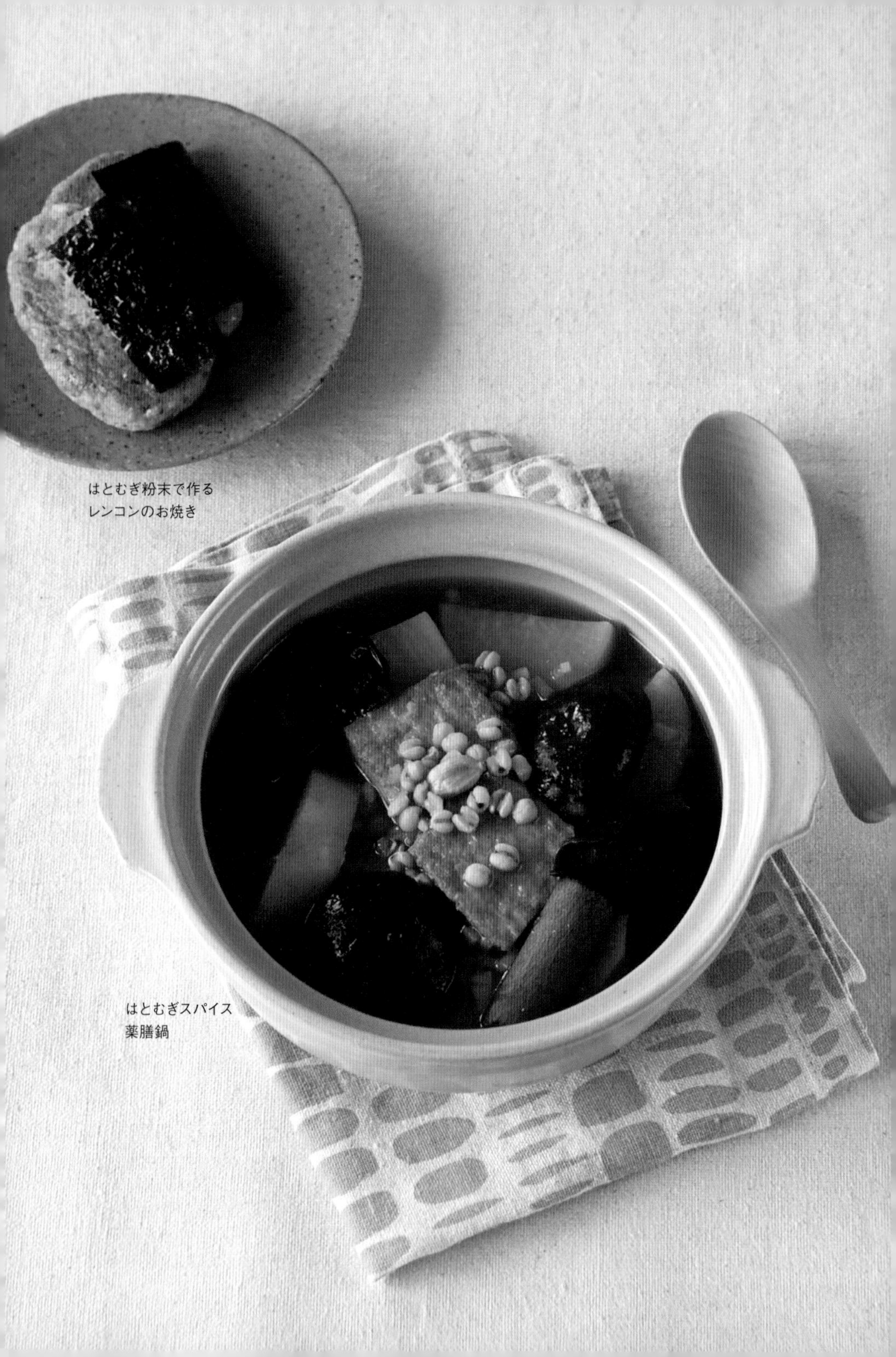

はとむぎ粉末で作る
レンコンのお焼き

はとむぎスパイス
薬膳鍋

はとむぎスパイス薬膳鍋

はとむぎスパイス薬膳鍋は香りも味も最高。免疫力を高め元気になる一品

デトックス　気・血の巡り

[材料 (2人分)]

はとむぎ粒…30g　厚揚げ…1/2丁 (80g)
黒きくらげ (乾燥)…4g　大根…中1/5本 (250g)
干し椎茸…2枚
だし汁…干し椎茸の戻し汁と合わせて3カップ
シナモン…1/2本　八角…1個
クローブ…2粒　カルダモン…2粒
粒黒こしょう…4粒　にんにく…1片
生姜…1片　白ねぎの青い部分…適量
日本酒…1/4カップ
A しょう油…大さじ1/2
A 塩…小さじ1/2
A 白こしょう…少々

[作り方]

1. はとむぎ粒はよく洗い1時間浸水する。黒きくらげは水で戻し、食べやすい大きさにちぎる。厚揚げは油抜きして4等分に切る。大根は1cm幅の半月切り、干し椎茸は水で戻す（戻し汁も使う）。にんにくは包丁の背でつぶし、生姜は5mm幅に切る。
2. 鍋にA以外のすべての材料を入れ、火にかけ沸騰したらアクを取り、弱火で30分煮込む。
3. Aを加えて味を調える。

はとむぎ粉末で作るレンコンのお焼き

胃腸にやさしく、体内の余分な水分を取り除き、皮膚の粘膜を強くします

神経痛・リウマチ　腎臓

[材料 (2人分・4個分)]

はとむぎ粉末…大さじ1
レンコン…2節 (200g)
長芋…2cm (50g)
白ねぎ…3cm
青のり…少々
のり…適量
ごま油…大さじ1/2

[作り方]

1. レンコンと長芋はそれぞれ皮をむいてすりおろす。白ねぎはみじん切りにする。
2. ボウルに1とはとむぎ粉末、青のりを入れよく混ぜる。4等分にして小判形にする。
3. フライパンを熱しごま油を入れ、2の生地を焼き色がつく程度に両面焼く。
4. フライパンから取り出し、のりを巻き、器に盛る。お好みで生姜のしぼり汁を入れたしょう油をかける。

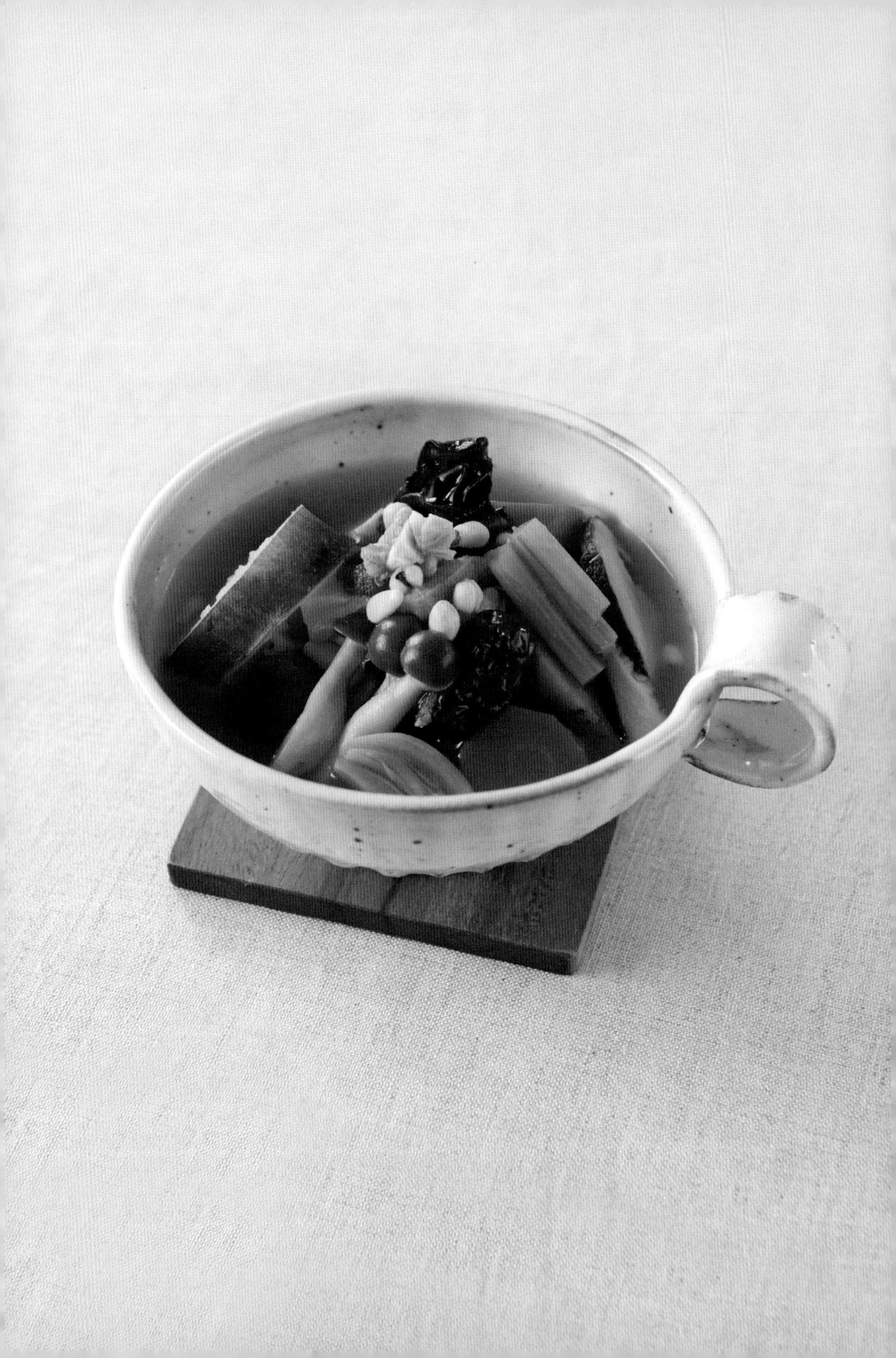

はとむぎ入り野菜のサムゲタン風鍋

これぞ薬膳料理！　身体が温まり血行もよくなる美肌直行鍋

美容・美肌　気・血の巡り

[材料（作りやすい分量）]

はとむぎ粒…60g
高麗人参（乾燥）…5g
厚揚げ…1丁（160g）
黒きくらげ（乾燥）…4g
さつまいも…1/3個（100g）
里芋…大1個（100g）
山芋…100g
レンコン…1/2節（50g）
にんじん…1/3本（50g）
しめじ…1/2袋
干し椎茸…2枚
だし汁…干し椎茸の戻し汁と合わせて5カップ
にんにくのみじん切り…1片
生姜のみじん切り…1片
ナツメ…4個
クコの実…大さじ山盛り1杯（20g）
白ねぎの青い部分…適量
ごま油…大さじ1
塩…適量

● トッピング

松の実…適量

[作り方]

1. はとむぎ粒はよく洗って1時間浸水する。黒きくらげは水で戻し、食べやすい大きさにほぐす。里芋、山芋、レンコン、にんじんは皮をむいて一口大に切る。さつまいもは皮付きのまま、1cmの厚さに切る。厚揚げは油抜きして3cm角に切る。しめじはほぐす。干し椎茸は水で戻し1cm幅に切る（戻し汁も使う）。
2. 鍋にごま油を入れ、にんにくと生姜を香りが出るまで炒め、厚揚げを加えてさらに炒める。
3. 残りの材料とだし汁を入れ（**a**）、火にかける。沸騰したらアクを取り弱火で40分ほど野菜が柔らかくなるまで煮込む。塩で味を調える。
4. 器に盛り、松の実をトッピングする。

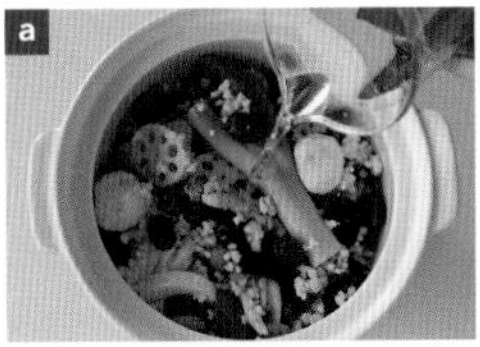

すべての材料を入れたら、だし汁で煮る。

POINT

たくさん作りおきをして、次の日はカレー粉を入れて高麗人参と野菜の煮込みカレーとしてお召し上がりください。

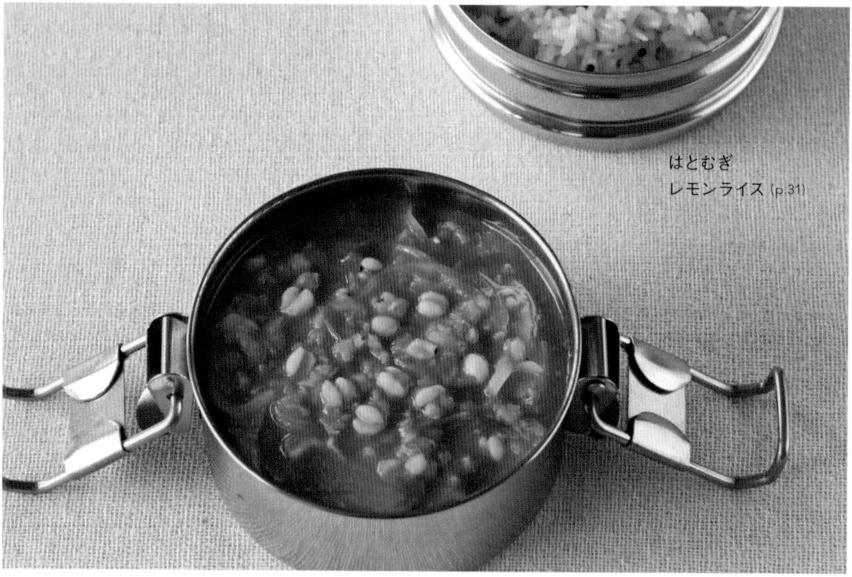

はとむぎダルカレー

ターメリックとはとむぎは肌のくすみ・シミ対策におすすめ

デトックス　気・血の巡り

[材料(2人分)]

ゆではとむぎ(作り方p.16)…30g
赤レンズ豆…50g
玉ねぎ…1/2個(100g)
トマト…1/2個(75g)
にんにくのみじん切り…1/2片分
生姜のみじん切り…1/2片分
ターメリック…小さじ1/4
クミンシード…小さじ1/4
水…2.5カップ
塩…小さじ1
油…大さじ1

[作り方]

1. 赤レンズ豆はよく洗ってザルに上げる。玉ねぎは薄切り、トマトは小口切りにする。
2. 鍋に赤レンズ豆、ターメリックと水を入れ火にかける。沸騰したら弱火にし、アクを取りながら20分煮る。
3. フライパンに油大さじ1/2を入れ玉ねぎがきつね色になるまで炒める。にんにくと生姜を加え香りが立ってくるまで炒めたら、ゆではとむぎとトマトを加え、水分が飛ぶまで炒め、2に入れる。弱火で10分ほど煮る。
4. 小さめのフライパンに油大さじ1/2を熱し、クミンシードを入れて香りが出るまで温め、3に加え、塩で味を調える。

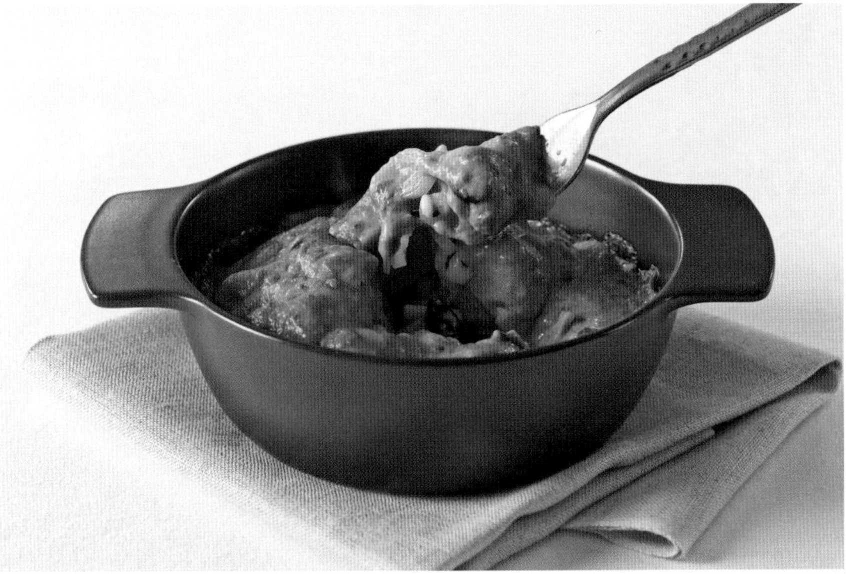

豆乳はとむぎ薬膳味噌ソースグラタン

グラタンソースが決め手！　里芋、レンコンなどは粘膜を整えて免疫力UP！

デトックス　腎臓

[材料（2人分）]

豆乳はとむぎ薬膳味噌ソース
（作り方p.63）…1/3量
ゆではとむぎ（作り方p.16）…30g
ゆで黒豆（市販品）…30g
だし汁…2カップ
A
- 里芋…大1個（100g）
- レンコン…1/2節（50g）
- にんじん…1/3本（50g）
- 白ねぎ…1/2本（50g）

[作り方]

1. 里芋は皮をむいて4等分、レンコンとにんじんは皮をむいて一口大に切る。白ねぎは薄切りにする。
2. 鍋に1の野菜とだし汁を入れ強火で加熱する。沸騰したら弱火にして野菜に火が通るまで煮る。
3. 耐熱容器に2、ゆではとむぎ、ゆで黒豆の順番に入れ（a）、「豆乳はとむぎ薬膳味噌ソース」を流し込み、オーブントースターで焼き色がつくまで焼く。

POINT

いろいろな具材ではとむぎ薬膳味噌のヘルシーグラタンをお楽しみください。

a

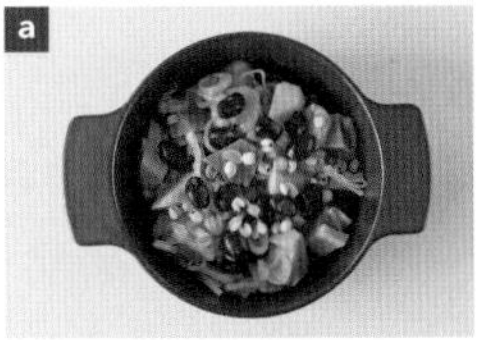

大きめの具材から入れる。

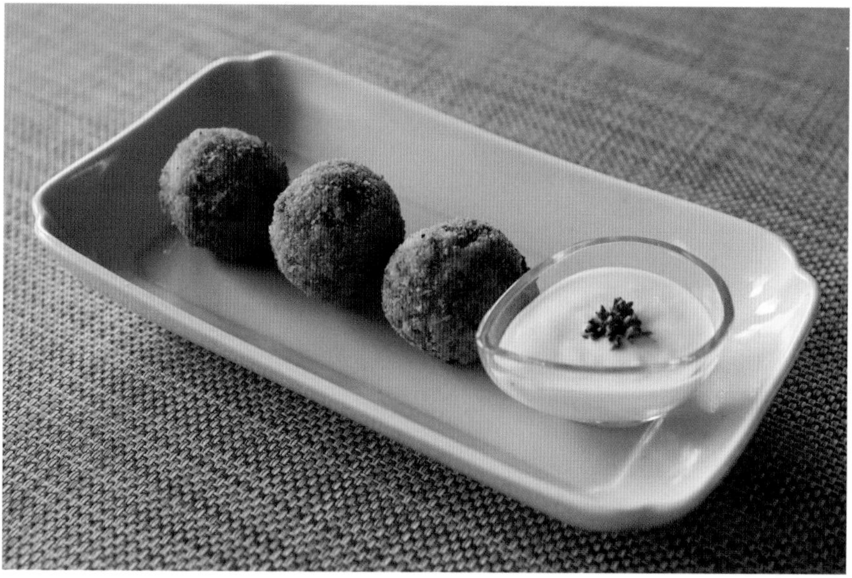

はとむぎと大豆のファラフェル

中東のヴィーガンフード。はとむぎとスパイスの相性はクセになる味

美容・美肌　　気・血の巡り

［ 材料（10個分）］

ゆではとむぎ（作り方p.16）…30g

A
- はとむぎ粉末…大さじ1　大豆（水煮）…200g
- 玉ねぎ…1/4個（50g）　白練りごま…大さじ1
- にんにくのすりおろし…1片分　塩…小さじ1
- クミンパウダー・コリアンダーパウダー…各小さじ1/2

パン粉…適量　揚げ油…適量

● はとむぎ液

はとむぎ粉末…大さじ1　水…大さじ1～2

● 豆乳ヨーグルトソース

B
- 豆乳ヨーグルト…大さじ1
- 豆乳マヨネーズ（作り方p.48）…大さじ1
- レモン汁…小さじ1　塩・こしょう…各少々

［ 作り方 ］

1. Aをフードプロセッサーに入れ、ペースト状に攪拌する。
2. ボウルにゆではとむぎと1を入れて混ぜ、一口大に丸める。はとむぎ液、パン粉の順で衣をつけ、180℃の油でカラリと揚げる。
3. Bの材料をすべて混ぜ、器に入れる。皿に2を盛り、Bをつけて食べる。

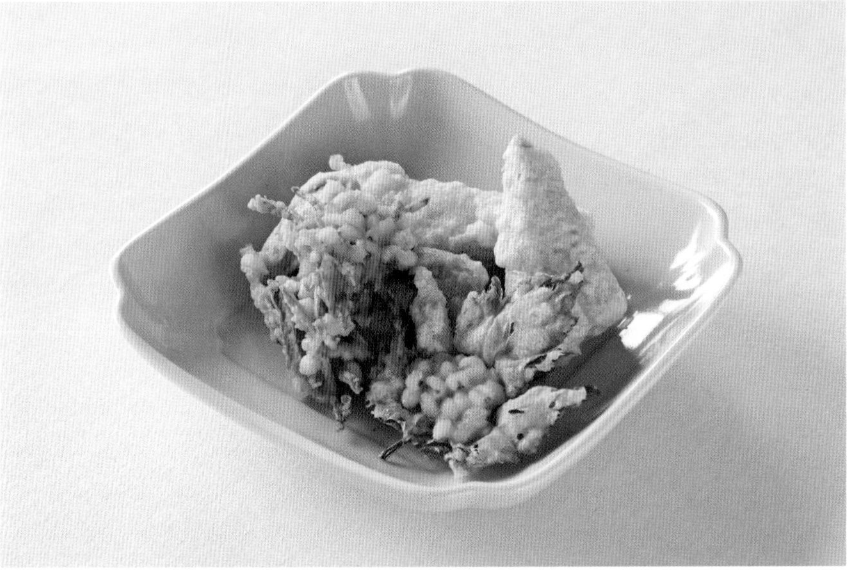

はとむぎのかき揚げ

かき揚げやてんぷらの衣にはとむぎ粉末を加えて揚げます

美容・美肌　便秘

[材料（2人分）]

ゆではとむぎ（作り方p.16）…30g　高野豆腐…1個

A
- しょう油・みりん…各小さじ1
- 塩…小さじ1/2　水…3/4カップ

にんじん…1/3本（50g）

大和当帰の葉（なければ紫蘇）…適量

揚げ油…適量　打ち粉（薄力粉）…適量　塩…少々

● はとむぎ衣

B
- はとむぎ粉末…大さじ1　薄力粉…50g
- 片栗粉…大さじ1　冷水…85mℓ

● 下準備

高野豆腐は水で戻し、斜めに切り、三角形2枚にする。Aの材料で煮て、冷ましておく。

[作り方]

1. にんじんは千切りにする。
2. にんじんと大和当帰の葉は、ゆではとむぎを絡め打ち粉をする。高野豆腐にも打ち粉をする。
3. ボウルにはとむぎ衣の材料Bを入れ、混ぜ合わせた中に2をくぐらせ、170℃の油で揚げる。塩少々をかけていただく。

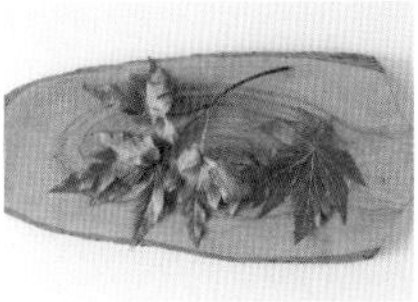

大和当帰の葉

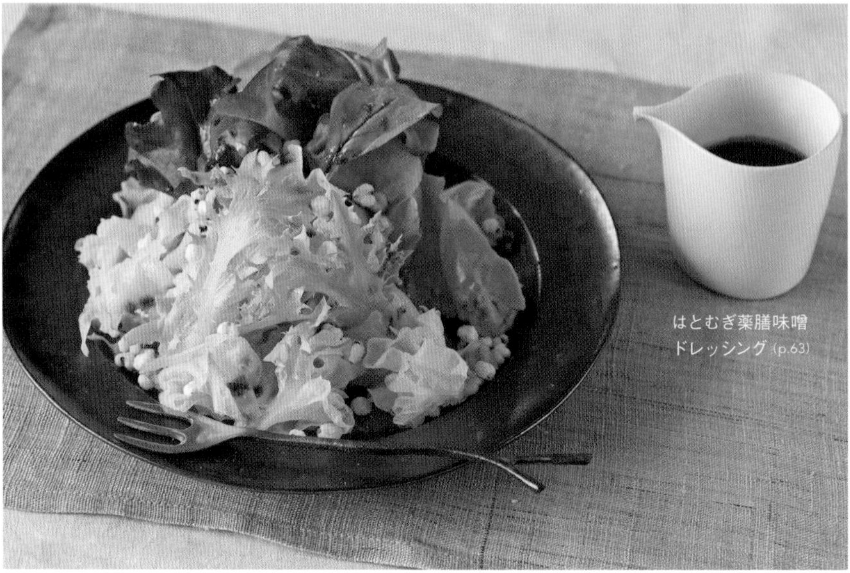

はとむぎ美肌サラダ

はとむぎをサラダにトッピング！ はとむぎと白きくらげで美白に

美容・美肌　むくみ・水滞

[材料 (2人分)]

はとむぎほうじ粒小袋タイプ…2袋 (14g)
白きくらげ (乾燥)…3g
サラダ野菜…60g
はとむぎ薬膳味噌ドレッシング (作り方p.63)

[作り方]

1. 白きくらげは水で戻し、食べやすい大きさにちぎり、熱湯でさっとゆでる。
2. 白きくらげとサラダ野菜を器に盛り、はとむぎほうじ粒をのせる。はとむぎ薬膳味噌ドレッシングをかける。

POINT

はとむぎと白きくらげは肌にハリや潤いを与えてくれます。

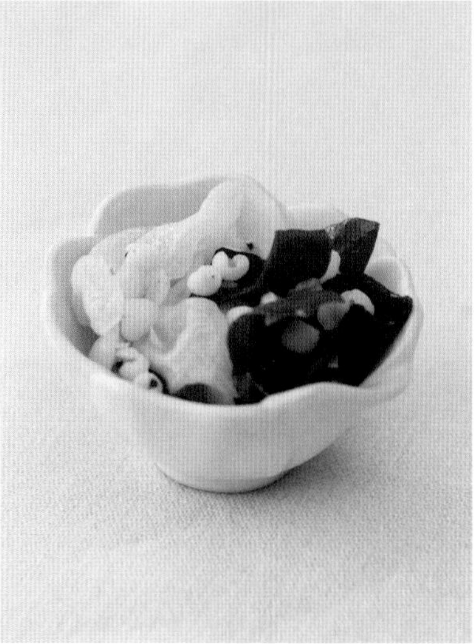

はとむぎと双耳《そうじ》(※)の にんにく炒め

不老長寿の妙薬、健胃作用も期待できる炒め物

美容・美肌　腎臓

[材料 (2人分)]

ゆではとむぎ (作り方p.16)…30g
白・黒きくらげ (乾燥)… 各2g
にんにくのみじん切り…1片分
ごま油…小さじ1/2
A ┌ しょう油…小さじ1/2
　└ 塩・こしょう…各少々

[作り方]

1. 白と黒のきくらげは水で戻し、食べやすい大きさにちぎる。
2. フライパンにごま油をひき、にんにくを炒める。香りが立ったらゆではとむぎと1を加えて炒め、Aで味を調える。

※白きくらげと黒きくらげを合わせて双耳と呼びます。

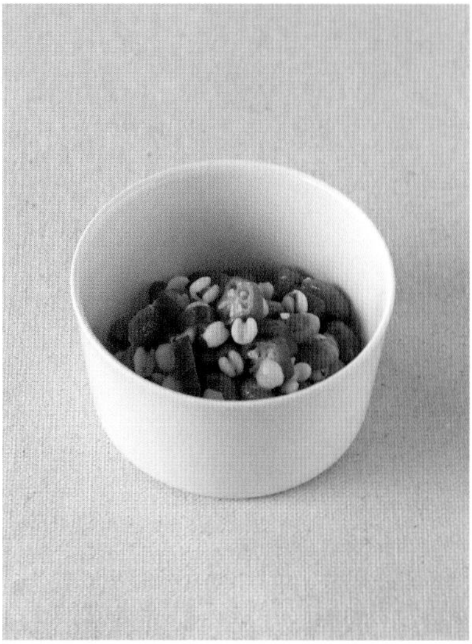

はとむぎ納豆

腸内環境を整える簡単美人レシピで免疫UP

むくみ・水滞　便秘

[材料 (2人分)]

ゆではとむぎ (作り方p.16)…30g
納豆…1パック
オクラ…4本
しょう油…小さじ1/2

[作り方]

1. オクラは塩でこすり、ゆでて小口切りにする。
2. ボウルにすべての材料を入れよく混ぜる。

POINT

納豆菌には腸内環境を整える働きがあるため、便秘でお悩みの方におすすめです。

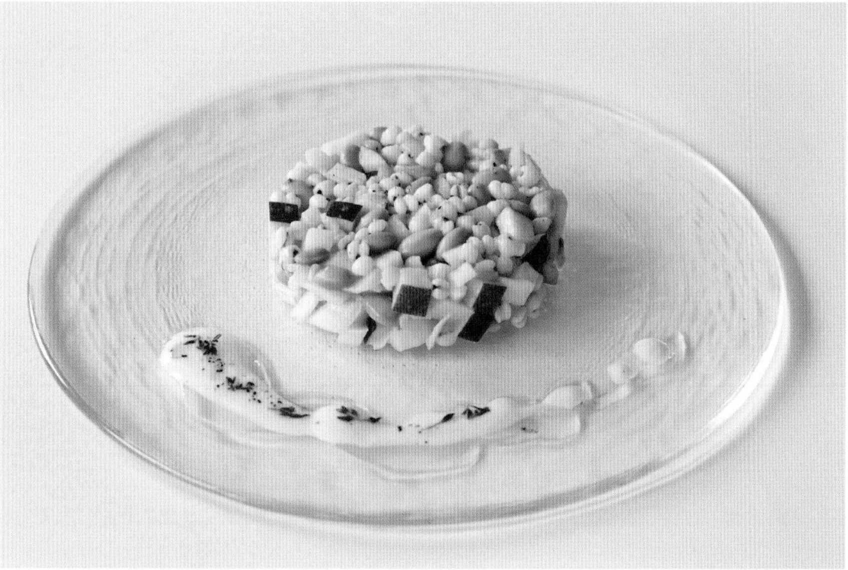

はとむぎとりんごと枝豆のさわやかサラダ

見た目にもさわやか。体内の余分な水分を排泄し身体のだるさを解消

美容・美肌　むくみ・水滞

[材料（2人分）]

ゆではとむぎ（作り方p.16）…60g
ゆで枝豆…40g
アボカド…60g
玉ねぎ…1/5個（40g）
セロリ…1茎（85g）
りんご…1/5個（60g）

● 豆乳マヨネーズ（作りおき分含む）

豆乳…1/4カップ
なたね油…1/2カップ
酢…大さじ1　塩…小さじ1/2

● トッピング

ドライハーブ（ドライオレガノ）…適量

[作り方]

1. ゆではとむぎとゆで枝豆以外の具材を5mmの角切りにする。豆乳や牛乳などの紙パックをよく洗い、2cm幅にカットし、丸型を作る。
2. 豆乳マヨネーズの材料を瓶に入れて、とろみがでるまでよく振る（またはミキサーで攪拌する）。
3. ボウルに1の材料とその他の材料、2を大さじ2ほど加え、和える。
4. 皿に紙パックで作った型をのせ、3を入れて型抜きする（a）。豆乳マヨネーズを添え、ドライハーブをトッピングする。

a

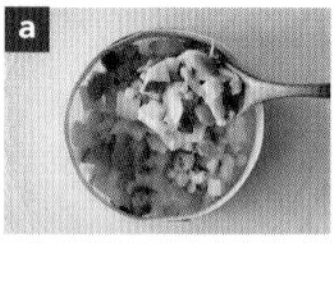

紙パックを2cm幅に切り、直径8cmの筒状にしてテープで留める。サラダを型に盛りつけ、型を外す。

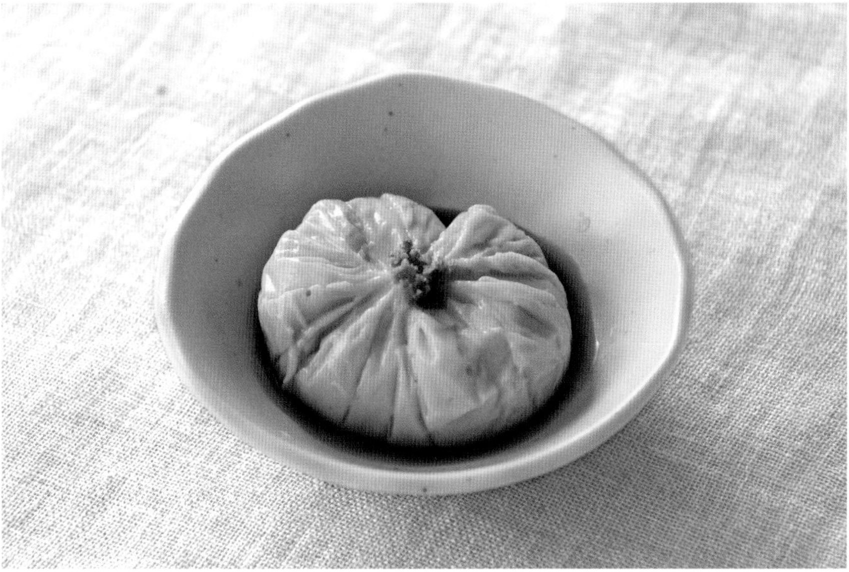

はとむぎ白ごま豆腐

はとむぎ入りでお肌潤うごま豆腐。血中コレステロール低下にも

美容・美肌　便秘

［ 材料（3個分）］

はとむぎ粉末…10g

葛粉…20g　白練りごま…30g

水…1カップ

● だししょう油

だし汁…大さじ3　しょう油…小さじ1

● トッピング

柚子こしょう…少々

POINT

黒練りごまで作るのもおすすめ。はとむぎ白ごま豆腐を天ぷら粉で揚げても美味しいです。

※冷蔵庫で2〜3日間ほど保存可能。

［ 作り方 ］

1. 鍋にすべての材料を入れよく混ぜ、練りながら火にかける。
2. 葛が固まってきたら弱火にして3分ほど練る。
3. 容器にラップを入れ少し大きめに切り取っておく。ラップの中央に2を3等分にして入れる（a）。口をひねり輪ゴムで留め、冷水を溜めたボウルで冷やす。だししょう油の材料を混ぜておく。
4. ラップをはずし器に盛り、だししょう油をかけ、柚子こしょうをのせる。

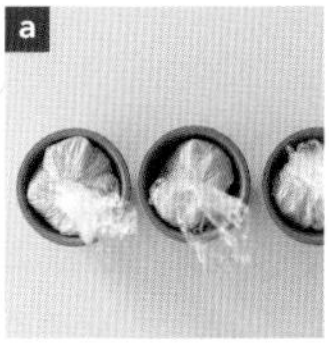

容器で形成すると作りやすい。

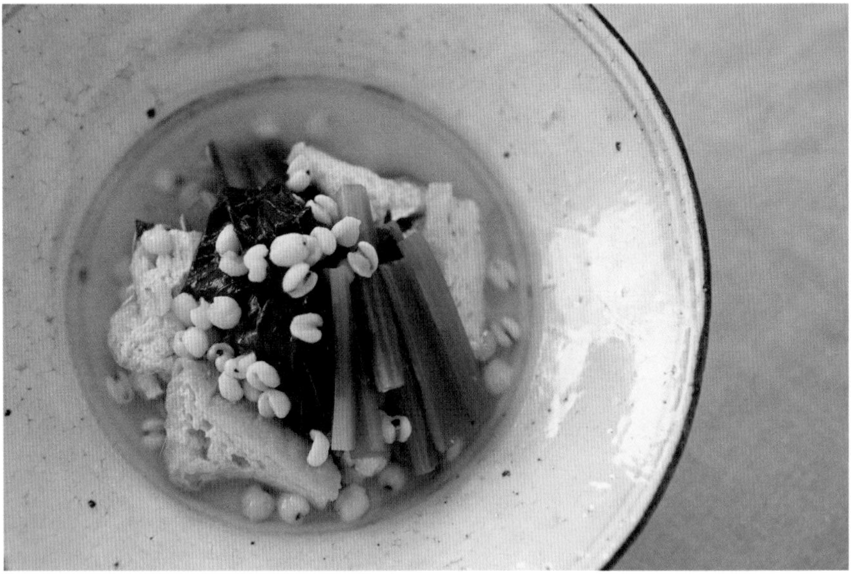

はとむぎと小松菜の煮浸し

肌や髪のパサつきが気になる時におすすめ！　ストレスの緩和にも

便秘　　アレルギー・アトピー

［ 材料（2人分）］

ゆではとむぎ（作り方p.16）…30g
小松菜…1/2束（150g）
油揚げ…1枚
だし汁…1カップ
みりん・薄口しょう油…各大さじ1
油…小さじ1

［ 作り方 ］

1. 小松菜は4cm長さに切る。油揚げは油抜きして1.5cm幅の短冊切りにする。
2. フライパンに油を熱し、**1**を炒める。
3. **2**にだし汁を加え、みりんと薄口しょう油で味を調えたら、ゆではとむぎを加えて煮る（**a**）。

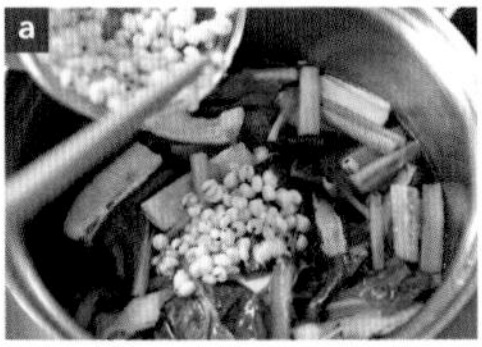

はとむぎがだしを含んで美味しくなる。

POINT

小松菜は野菜の中でもトップクラスの栄養価があります。食物繊維やビタミン、ミネラルが豊富なのでアレルギー、アトピーにも。

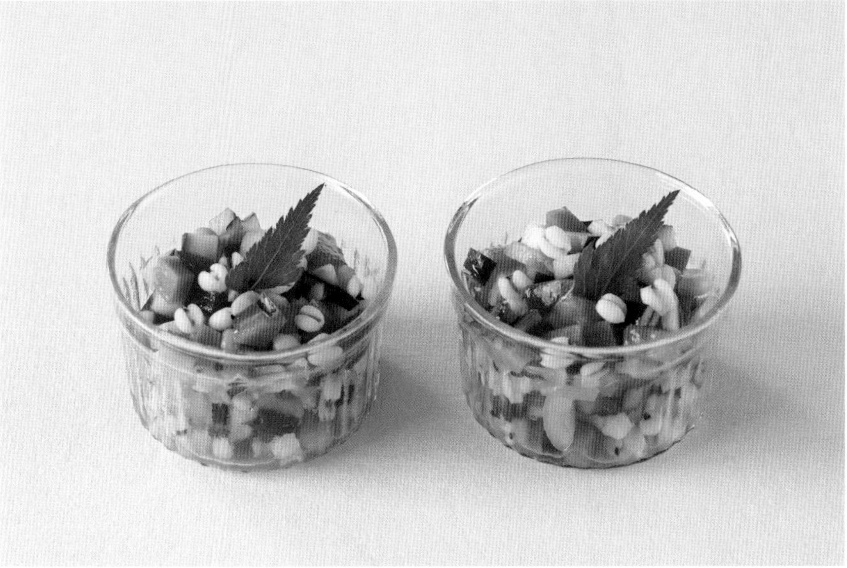

はとむぎと緑黄色野菜のマリネ

カラフルでいろいろな食感が楽しめる「食べる美容サラダ」

美容・美肌　　むくみ・水滞

[材料（2人分）]

ゆではとむぎ（作り方p.16）…30g
ゆでトウモロコシ…20g

A
- にんじん…1/8本（20g）
- きゅうり…1/5本（20g）
- 紫玉ねぎ…10g　　赤パプリカ…10g
- 黄パプリカ…10g
- トマト…1/6個（20g）

● マリネ液

酢・オリーブ油…各大さじ1
レモン汁…大さじ1　　塩・こしょう…各少々

● トッピング

大和当帰の葉（なければ紫蘇）…適量

[作り方]

1. Aの野菜を5mm角に切る（**a**）。ゆでトウモロコシは包丁で粒を削ぐ。
2. ボウルにマリネ液の材料を入れよく混ぜる。
3. ゆではとむぎと1を2に入れて和える。器に盛り、大和当帰の葉をトッピングする。

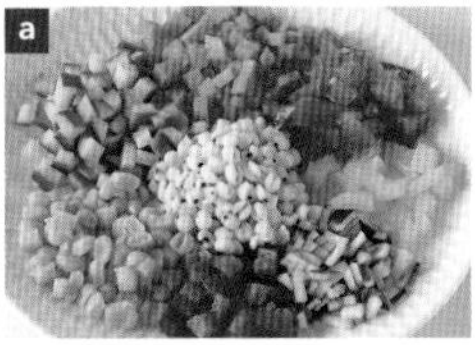

野菜は大きさをそろえてカットする。

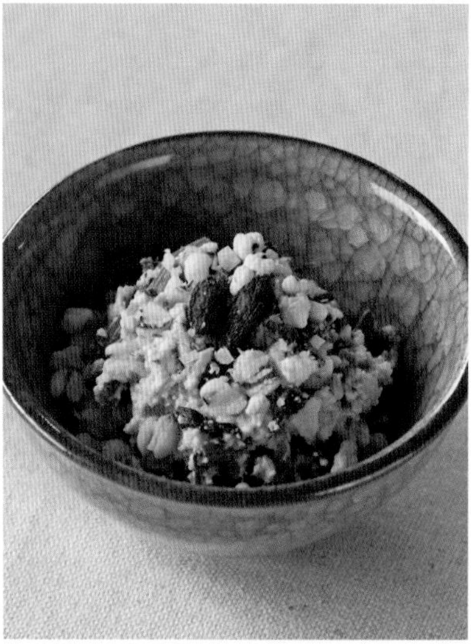

はとむぎ入りほうれん草の白和え

発酵食品の味噌で栄養満点の贅沢レシピ

美容・美肌　便秘

［ 材料（2人分）］

ゆではとむぎ（作り方p.16）…30g
木綿豆腐…1/2丁（150g）
ほうれん草…1/2束100g
A
　はとむぎ薬膳味噌（作り方p.62）、
　　白練りごま…各大さじ1/2
　粒マスタード…小さじ1/2
　アーモンド（刻んだもの）…8g

［ 作り方 ］

1. 木綿豆腐は熱湯で5分ゆで（水切りの時短になる）、ザルにあげて水切りをする。
2. ほうれん草はゆでて食べやすい大きさに切る。ボウルに1とAを入れてよく混ぜ、ゆではとむぎとほうれん草を加える。
3. 器に盛り、お好みでクコの実を飾る。

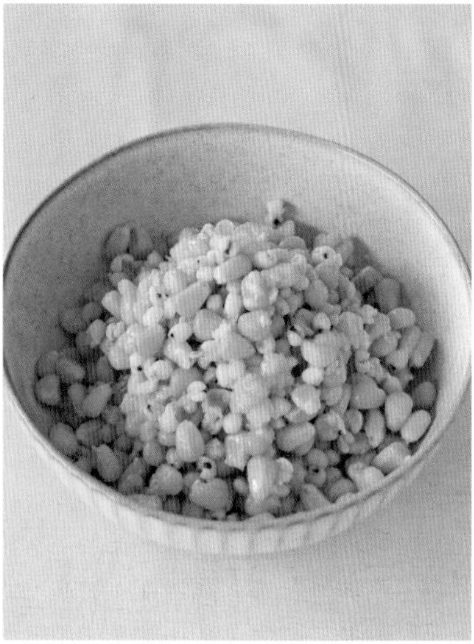

はとむぎとコーンの塩麹漬け

健胃作用、水分代謝を促進する簡単作りおき

むくみ・水滞　アレルギー・アトピー

［ 材料（作りやすい分量）］

ゆではとむぎ（作り方p.16）…100g
トウモロコシ…1本
塩麹…大さじ1

［ 作り方 ］

1. トウモロコシはゆでて包丁で粒を削ぐ。
2. ボウルにすべての材料を入れてよく混ぜる。

POINT

ごはんやスープに入れてアレンジもできます。

※冷蔵庫で1週間ほど保存可能。

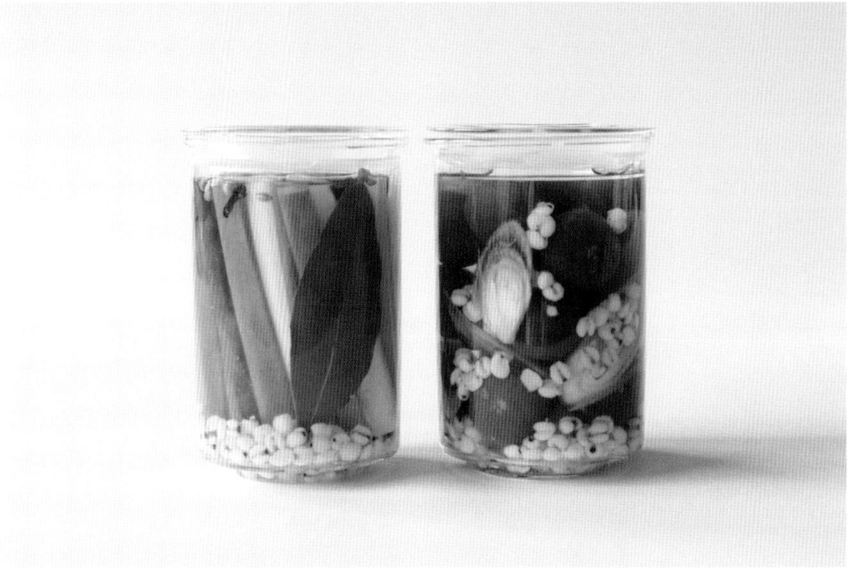

はとむぎスパイス入りエスニックピクルス2種

巡りをよくするスパイスで作る薬膳ピクルスは、血液サラサラ効果も

デトックス　気・血の巡り

[材料（作りやすい分量）]

ゆではとむぎ（作り方p.16）…60g

A
- にんじん…1/3本（50g）
- きゅうり…1/2本（50g）
- 大根…幅9cm（50g）　セロリ…1/4茎（25g）

B
- ミニトマト…20個
- ミョウガ…1個

● ピクルス液

酢・水…各1/2カップ　塩…小さじ1

甜菜糖…大さじ2

アガベシロップ（なければメープルシロップ）

…大さじ1　スパイス…適量

唐辛子…1本　ローリエ…2枚

[作り方]

1. 鍋にピクルス液の材料をすべて入れ沸騰させ、火を止め冷ます。Aは容器の高さに合わせて好みの長さのスティック状に切る。ミニトマトは湯むきしミョウガは斜め薄切りにする。
2. 煮沸消毒した瓶の一つに、半量のゆではとむぎとA、もう一つの瓶に残りのゆではとむぎとBを入れる。
3. ピクルス液の半量をそれぞれ流し入れ、冷蔵庫で半日以上置く。

POINT

スパイスは、クローブ、コリアンダーシード、ブラックペッパーがおすすめです。

※冷蔵庫で7日間ほど保存可能。

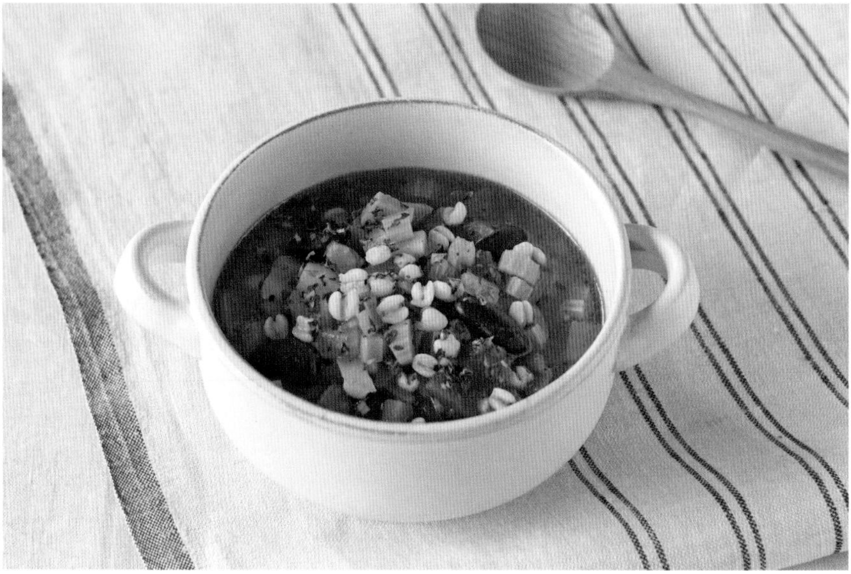

はとむぎ入りミネストローネ

抗酸化作用の高いはとむぎとリコピンのスープは食べるUVケア

美容・美肌　　むくみ・水滞

[材料 (2人分)]

A
- ゆではとむぎ (作り方p.16)…60g
- レッドキドニービーンズ (水煮)…30g
- トマト缶 (カット)…100g
- 水…1カップ
- ローリエ…1枚

B
- にんじん…1/4本 (40g)
- 玉ねぎ…1/5個 (40g)
- セロリ…約1/2茎 (40g)
- じゃがいも…1/2個 (50g)

にんにくのみじん切り…1片分
オリーブ油…大さじ1
塩・こしょう…各少々
ドライハーブ (ドライオレガノ、ドライバジルなど)…適量

[作り方]

1. Bの野菜はさいの目切りにする。鍋にオリーブ油、にんにくを入れ弱火で香りが立つまで火を入れたら、Bを加えて炒める。
2. 野菜がしんなりしてきたらAを加え、10分ほど煮る。
3. 野菜が柔らかく煮えたら、塩・こしょうで味を調え、ドライハーブをふる。

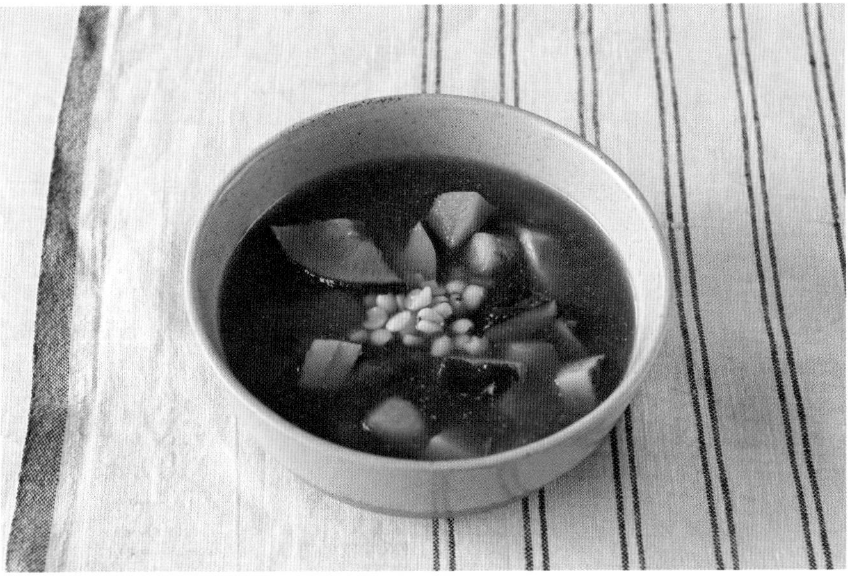

はとむぎと根菜の生姜葛あんかけスープ

生姜と葛で身体を温める薬膳あんかけスープ。身体の芯からポカポカに

便秘　気・血の巡り

[材料（2人分）]

ゆではとむぎ（作り方p.16）…60g

A
- さつまいも…1/4本（80g）
- ごぼう…1/4本（40g）
- レンコン…1/3節（40g）

干し椎茸…2枚

だし汁…干し椎茸の戻し汁と合わせて2.5カップ

ごま油…大さじ1

生姜汁…大さじ1

しょう油・みりん…各大さじ1

葛粉…大さじ2（水大さじ2で溶く）

POINT

葛粉でとろみをつけることで、葛の生薬効果も期待できます。

[作り方]

1. Aと水で戻した椎茸は食べやすい一口大に切る。
2. 鍋にごま油を熱し、1を炒める。だし汁を加え野菜が柔らかくなるまで煮たら、ゆではとむぎを加え、生姜汁、しょう油、みりんで味を調える。
3. 水溶き葛粉を加え、混ぜながらとろみをつける。
4. 器に盛り、ゆではとむぎをトッピングする。

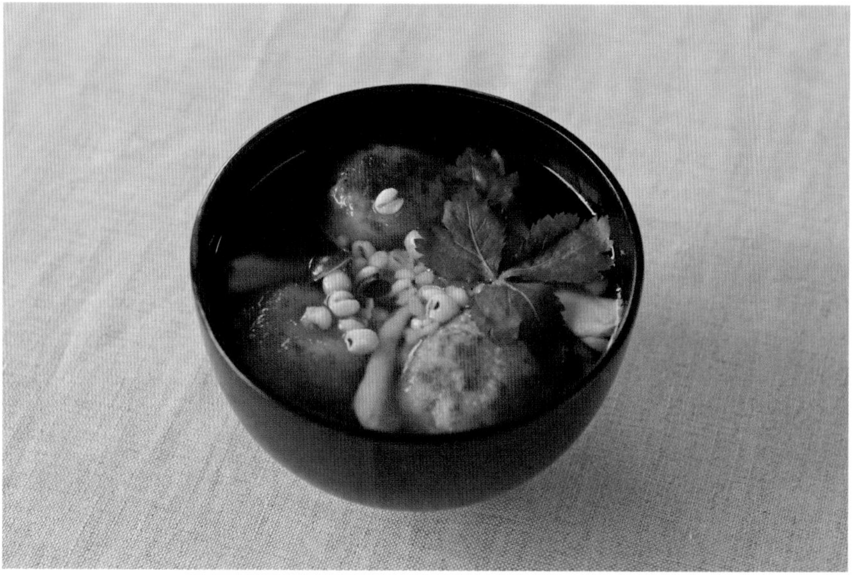

はとむぎと里芋団子のすまし汁

健胃作用があり食べごたえのあるすまし汁は滋養強壮の一品

美容・美肌　便秘

[材料 (2人分)]

ゆではとむぎ (作り方p.16)…30g

A
- 里芋…大2個 (200g)
- まいたけ…20g
- レンコン…1/10節 (10g)
- 片栗粉…小さじ1

B
- だし汁…2カップ
- しょう油・みりん…各大さじ1/2

油…適量

お好みのきのこ…適量

● トッピング

ゆではとむぎ (作り方p.16)…適量

三つ葉…適量

[作り方]

1. 里芋はゆでてつぶしておく (**a**)。まいたけ、レンコンは粗みじんに切る。
2. ボウルにゆではとむぎとAの材料を入れて混ぜ、6等分に丸める。
3. フライパンに油を入れ、揚げ焼きにする。
4. 鍋にBの調味料を合わせ、小房に分けたきのこを入れて煮る。
5. 椀に3を入れ、4のだし汁を注ぎ、ゆではとむぎと三つ葉をトッピングする。

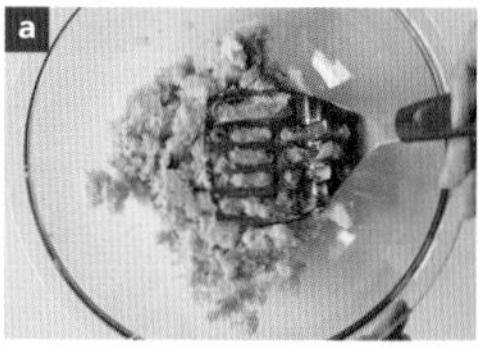

ゆでた里芋はしっかり水切りし、熱いうちにつぶしておく。

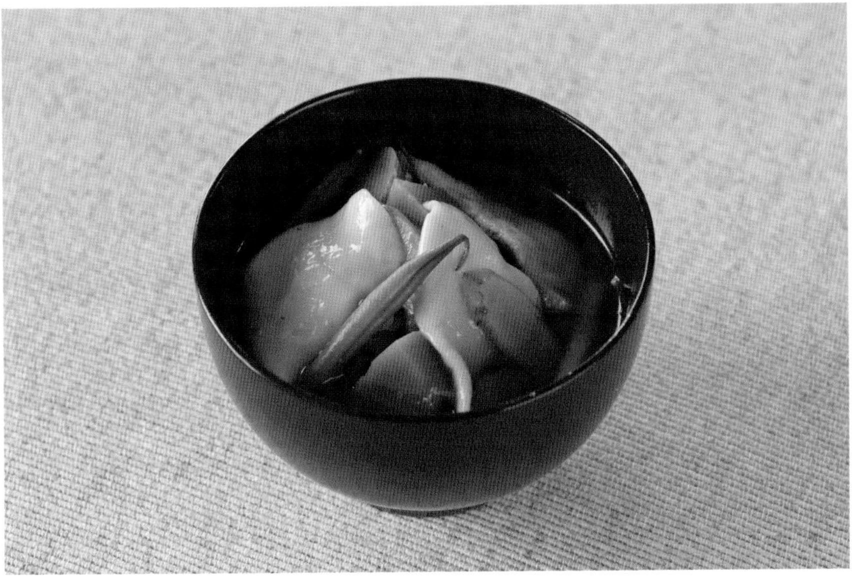

はとむぎすいとん

はとむぎ粉末と水で作る元気すいとん。トマトをプラスすれば洋風に

便秘　神経痛・リウマチ

[材料（2人分）]

● はとむぎすいとん

はとむぎ粉末…50g
水…約1/4カップ
塩…少々

かぼちゃ…1/6個（70g）
ごぼう…7cm（20g）
にんじん…1/8本（20g）
いんげん…3本
油揚げ…1/2枚
はとむぎ薬膳味噌（作り方p.62）
…大さじ1
だし汁…2カップ

[作り方]

1. はとむぎすいとんを作る。ボウルにはとむぎ粉末と塩、水を少しずつ入れながら耳たぶくらいの柔らかさまでこねたら丸くまとめ、ぬれ布巾をかけてしばらく置く。
2. 野菜は食べやすい大きさに切る。油揚げは油抜きして1cm幅に切る。
3. 鍋にだし汁と2を入れ煮る。
4. 1のはとむぎすいとんを手のひらで平らにして、3に加え（a）、5分ほど煮る。火を止めて「はとむぎ薬膳味噌」を溶かし入れる。

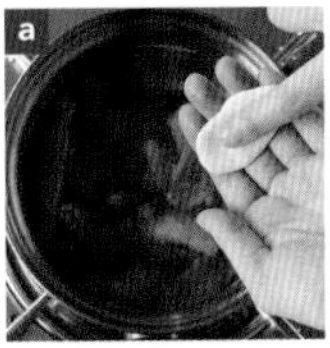

はとむぎすいとんは、平たい小判形に伸ばす。あまり大きくならない方が、味がしみ込んで美味しい。

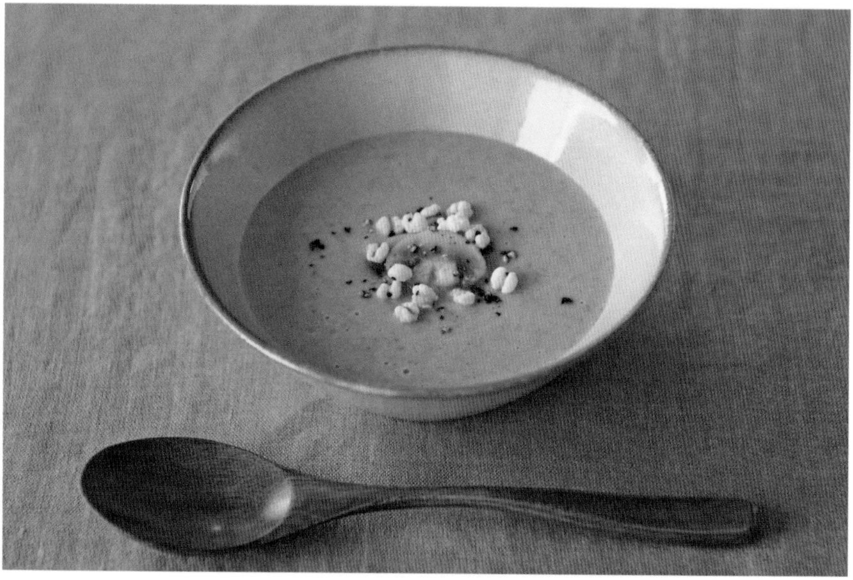

はとむぎとシャンピニオンのスープ

フランス語できのこなどを表すスープ。腎を補い若返りに

美容・美肌　腎臓

[材料（2人分）]

はとむぎ粉末…大さじ1/2
マッシュルーム、まいたけ…合わせて100g
じゃがいも…1/2個（50g）
玉ねぎ…1/2個（100g）
ココナッツミルク…3/4カップ
だし汁…3/4カップ
オリーブ油…大さじ1
塩…少々

● トッピング

ゆではとむぎ（作り方p.16）…適量
ソテーしたマッシュルーム…適量
粗挽きこしょう…少々

[作り方]

1. きのこ類は5mmの薄切り、じゃがいもは一口大にカットする。玉ねぎは薄切りにする。
2. 鍋にオリーブ油を入れ火にかけ、玉ねぎを加えしんなりするまで炒める。
3. マッシュルーム、まいたけを加え、さっと炒めたら、はとむぎ粉末を入れて馴染ませる。だし汁とじゃがいもを加え、火が通るまで煮る。
4. ココナッツミルクを加え、ハンドミキサーで攪拌し、滑らかなスープに仕上げ、塩で味を調える。器に盛りトッピングを飾る。

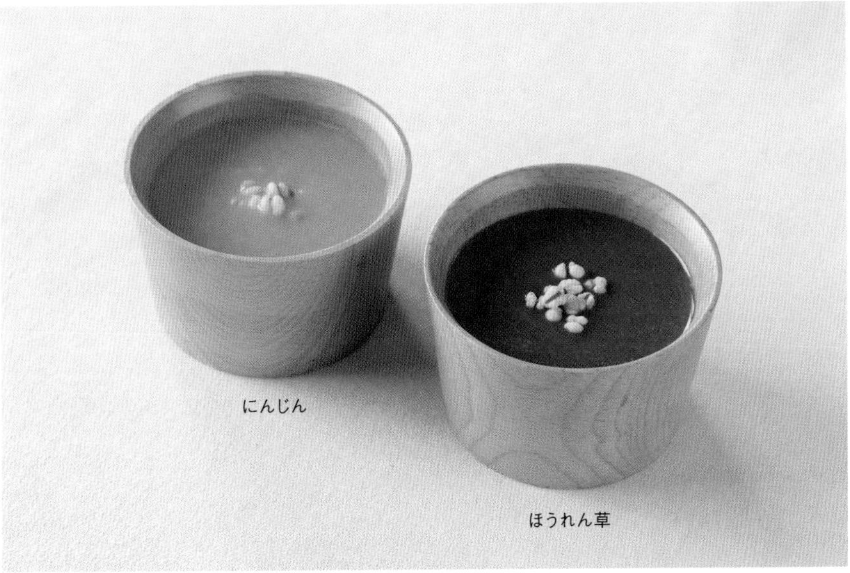

はとむぎと野菜のすりながし

緑黄色野菜のすりながしに、はとむぎのとろみを加えた優しいスープ

美容・美肌　アレルギー・アトピー

[材料（2人分）]

はとむぎ粉末…大さじ3
ほうれん草…1/2株（100g）
玉ねぎ…1/4個（50g）
だし汁…1.5カップ
オリーブ油…大さじ1/2　塩…少々

● トッピング

はとむぎほうじ粒…適量

※にんじんのすりながしは、ほうれん草をにんじん大1本（200g）に置き換え、小口切りにする。

POINT

はとむぎを入れることでとろみがつき、栄養価の高いスープになります。離乳食としてもおすすめです。

[作り方（共通）]

1. ほうれん草はゆでて5cmの長さに切り、玉ねぎは薄切りにする。
2. 鍋にオリーブ油を入れ、玉ねぎをしんなりするまで炒め、はとむぎ粉末とほうれん草を加え、だし汁を2回に分けて入れダマにならないようによく混ぜる（にんじんの場合も手順は同じにし、にんじんが柔らかくなるまで煮る）。
3. 2をハンドミキサーで滑らかになるまで攪拌し、温めて塩で味を調える。
4. 器に盛り、はとむぎほうじ粒をトッピングする。

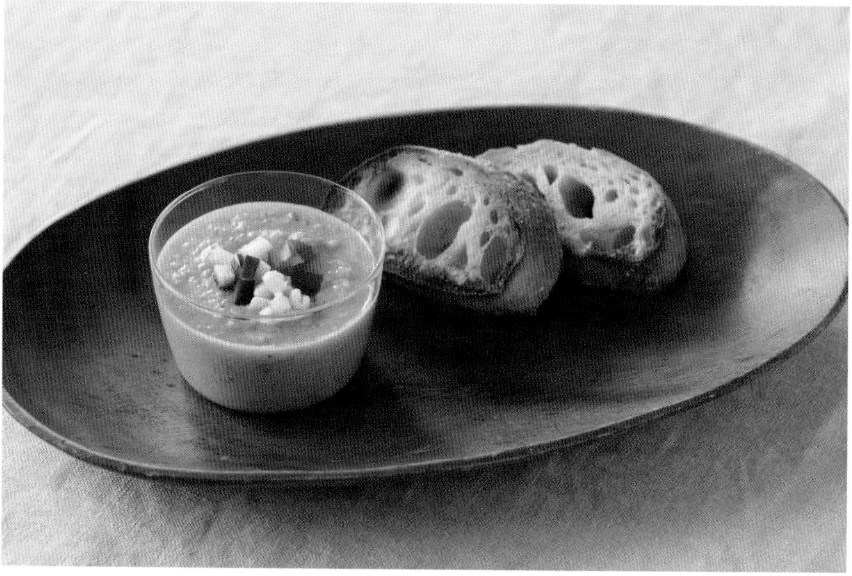

はとむぎ入りガスパチョ

食べるUVケア！　夏の薬膳スープは美白効果も期待できます

美容・美肌　むくみ・水滞

［材料（2人分）］

ゆではとむぎ（作り方p.16）…30g
トマト…1個（150g）
きゅうり…1/2本（50g）
玉ねぎ…1/4個（50g）
白ワインビネガー…大さじ1
オリーブ油…大さじ1
塩・こしょう…各少々

●トッピング

ゆではとむぎ（作り方p.16）、トマト、
きゅうり…各適量

［作り方］

1. トマト、きゅうり、玉ねぎは一口大に切る。トッピング用のトマトときゅうりは細かく切る。
2. トッピング用以外の材料をすべて容器に入れ、ハンドミキサーで滑らかになるまで攪拌する。
3. 冷蔵庫で1時間冷やす。器に盛り、トッピングを飾る。バゲットをお好みで添える。

POINT

はとむぎ入りガスパチョは簡単に作れます。真っ赤なトマトが手に入ったらぜひお作りください。

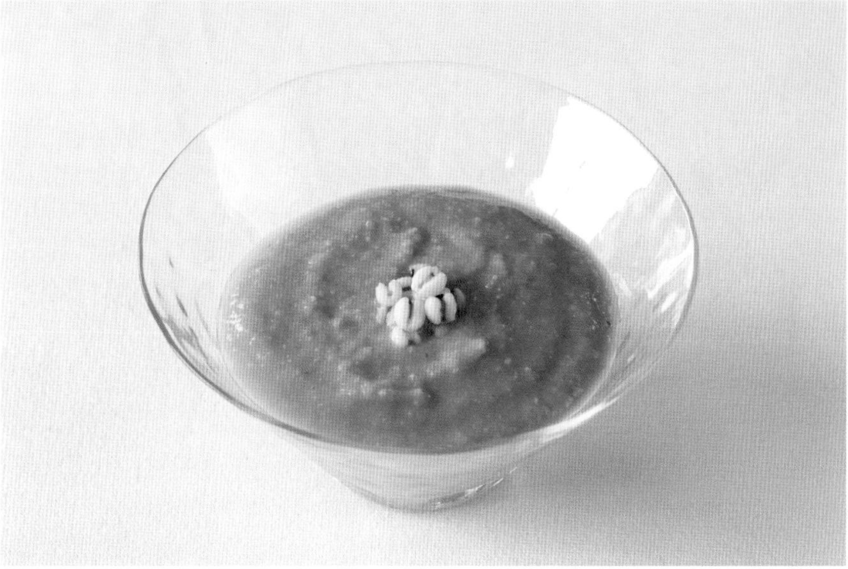

はとむぎとえんどう豆の冷製スープ

ゆではとむぎと一緒にミキサーに。初夏を感じる食べる美肌スープ

むくみ・水滞　　気・血の巡り

汁物

［ 材料（2人分）］

ゆではとむぎ（作り方p.16）…30g
えんどう豆…150g（正味）
玉ねぎ…1/2個（100g）
だし汁…1.5カップ
オリーブ油…大さじ1/2
塩・こしょう…各少々

● トッピング

ゆではとむぎ（作り方p.16）…適量

［ 作り方 ］

1. えんどう豆をさやから出し、玉ねぎは薄切りにする。
2. 鍋にオリーブ油を入れ、玉ねぎをしんなりするまで炒める。
3. 2にえんどう豆とだし汁を加え、豆が柔らかくなるまで煮る。ゆではとむぎを加え、ハンドミキサーで攪拌する（a）。塩・こしょうで味を調え、冷蔵庫で1時間冷やす。
4. 器に盛り、ゆではとむぎをトッピングする。

POINT

えんどう豆は水の巡りをよくして、むくみを改善してくれます。また、胃腸を整え、疲労回復にも。

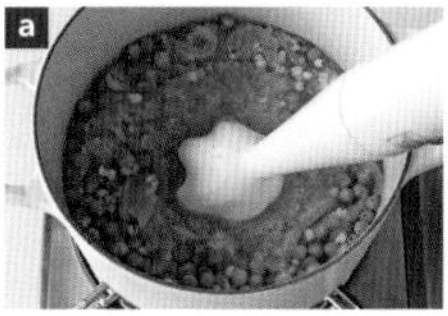

ハンドミキサーで具材をペースト状にする。

COLUMN
1

はとむぎ薬膳味噌の作り方

お味噌作りに、はとむぎを加えるだけでまろやかでうま味のある
美容にもよい薬膳味噌ができます。作り方は普段の味噌作りと同じです。
味噌の仕込みは寒仕込みがいいといいますが、
雑菌や保存場所に注意していれば年間を通してお作りいただけます。

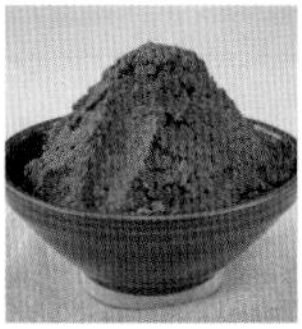

［ 材料（作りやすい量2.7kg分）］

はとむぎ粒…100g　乾燥大豆…500g
生米麹※…1kg　塩…300g

※乾燥麹の場合、工程③の塩切りの時に、
はとむぎゆで汁を調節しながら加える。

［ 作り方 ］

①

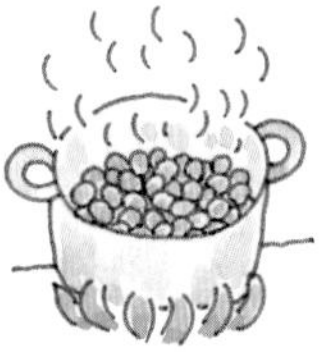

はとむぎと大豆はそれぞれひと晩水に浸ける。指でつぶせるぐらい柔らかくなるまで別の鍋でそれぞれゆでる（乾燥麹の場合、はとむぎのゆで汁をとっておく）。

②

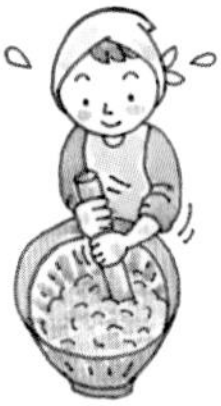

ゆではとむぎと、ゆでた大豆はすり鉢などでそれぞれすりつぶす。

③

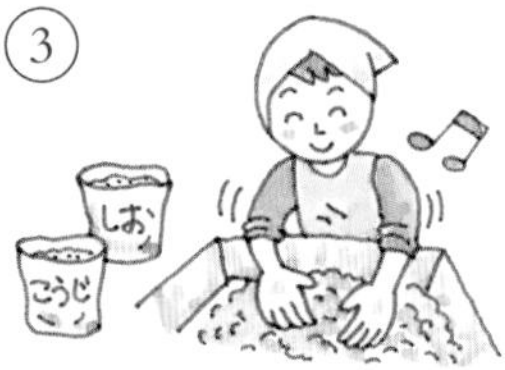

麹と塩をよく混ぜ合わせ（麹の塩切り）、つぶしたゆではとむぎと大豆を加え、さらによく混ぜる。

④

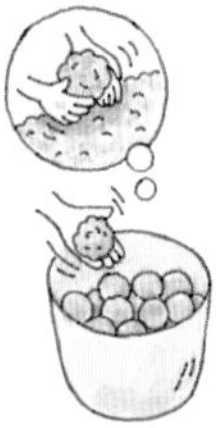

よく混ぜ合わせ、味噌玉を作る。

⑤

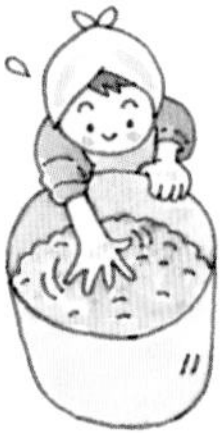

空気をよく抜き、桶や保存袋に入れる。

⑥

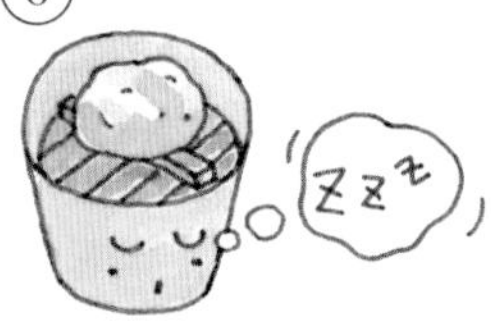

冷暗所で半年ほど寝かせて発酵させる。

アレンジ

たれ・ソース・味噌玉

はとむぎ薬膳味噌を使ったアレンジを紹介します。

作りおき

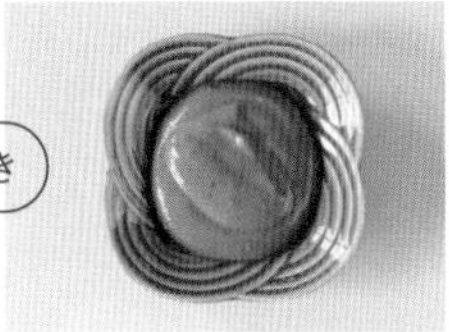

はとむぎ薬膳味噌だれ

コクのあるたれは野菜スティックなどに合います

［ 材料（作りやすい分量）］

はとむぎ薬膳味噌（作り方p.62）…大さじ1
ごま油…大さじ1/2　　甜菜糖…小さじ2
すりごま…小さじ1/2　　水…小さじ1

すべての材料をボウルに入れ混ぜ合わせる。

●冷蔵庫で5日間ほど保存可能。

作りおき

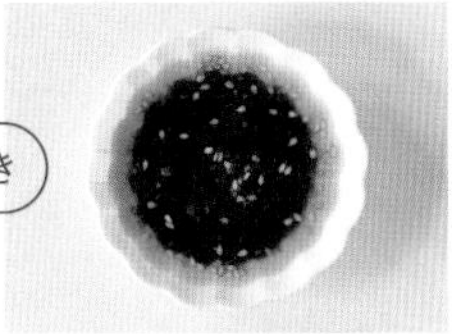

はとむぎ薬膳味噌ドレッシング

お味噌で簡単に自家製ドレッシング

［ 材料（作りやすい分量）］

はとむぎ薬膳味噌（作り方p.62）、
ごま油、酢…各大さじ2　　甜菜糖…大さじ1
煎りごま、水…各小さじ1

すべての材料をボウルに入れ混ぜ合わせる。

●冷蔵庫で1～2日間ほど保存可能。

作りおき

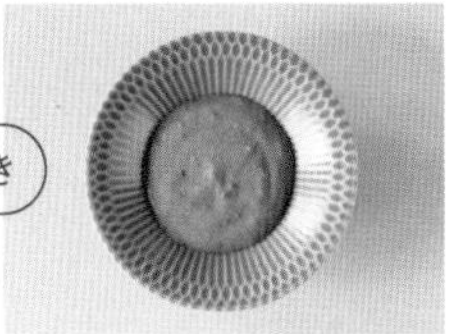

豆乳はとむぎ薬膳味噌ソース

ヘルシーグラタンソースとしてお使いください

［ 材料（作りやすい分量）］

はとむぎ薬膳味噌（作り方p.62）、はとむぎ粉末、
油…各大さじ1　　豆乳…1カップ

1. 鍋に油とはとむぎ粉末を入れてゴムベラでなじませてから火をつける。

2. 温まってきたらはとむぎ薬膳味噌を入れて混ぜ、さらに豆乳を入れて混ぜる。とろみがついてきたら弱火にし、滑らかになったら完成。

●冷蔵庫で5日間ほど保存可能。

作りおき

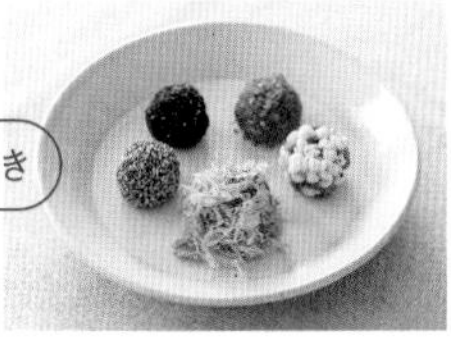

薬膳味噌玉

健康味噌汁を作りおき

［ 材料（作りやすい分量）］

はとむぎ薬膳味噌（作り方p.62）…味噌玉1個につき大さじ1　　好みの具材（ゆではとむぎ、黒・白ごま、とろろ昆布、あおさのりなど）…各適量

ラップの上に、はとむぎ薬膳味噌大さじ1と好みの具材を混ぜ、絞る（a）。お椀に味噌玉を入れて、お湯を注いでいただく。

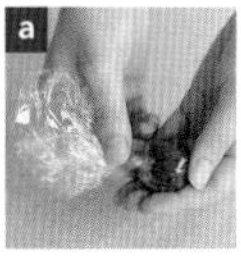

ラップで絞り、余分なところはカットする。

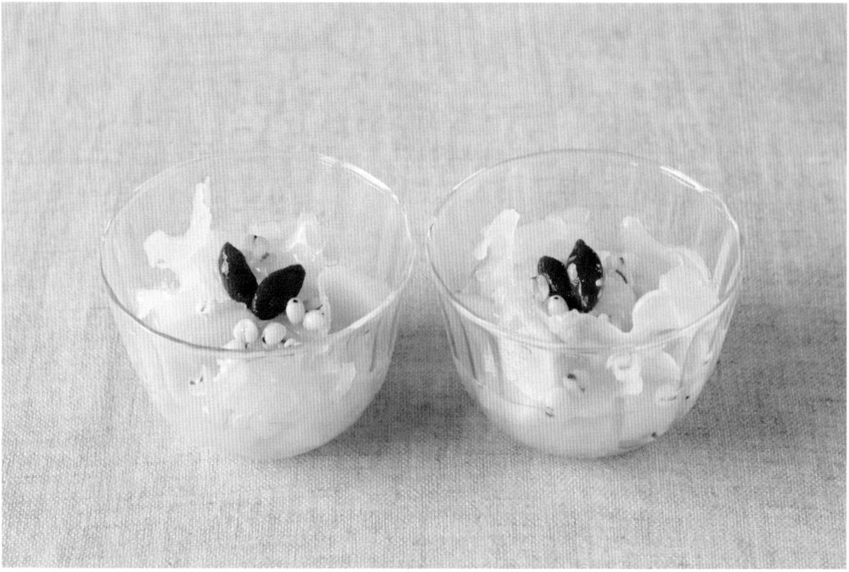

はとむぎとりんごと白きくらげのデザート

古くから美肌の生薬として親しまれてきた薬膳デザート

美容・美肌　気・血の巡り

[材料 (2人分)]

ゆではとむぎ (作り方p.16) …30g
白きくらげ (乾燥) …10g
りんご…1/2個 (150g)
クコの実…適量
アガベシロップ (なければメープルシロップ) …適量
レモン汁…適量

[作り方]

1. 白きくらげは水で戻し、食べやすい大きさにちぎる。りんごは一口大に切る。
2. 白きくらげをひたひたの水 (分量外) でコトコトと柔らかくなるまで30～40分煮る。
3. りんごも鍋に加えてさらに10分ほど煮る。
4. ゆではとむぎ、クコの実を加え (**a**)、アガベシロップ、レモン汁で味を整える。

a

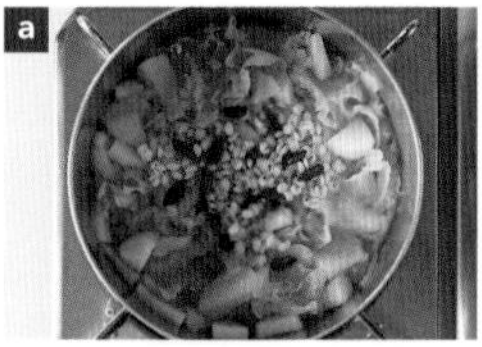

すべての具材を入れたところ。

POINT

楊貴妃も愛した白きくらげ。肌の乾燥が気になったらぜひお試しください。

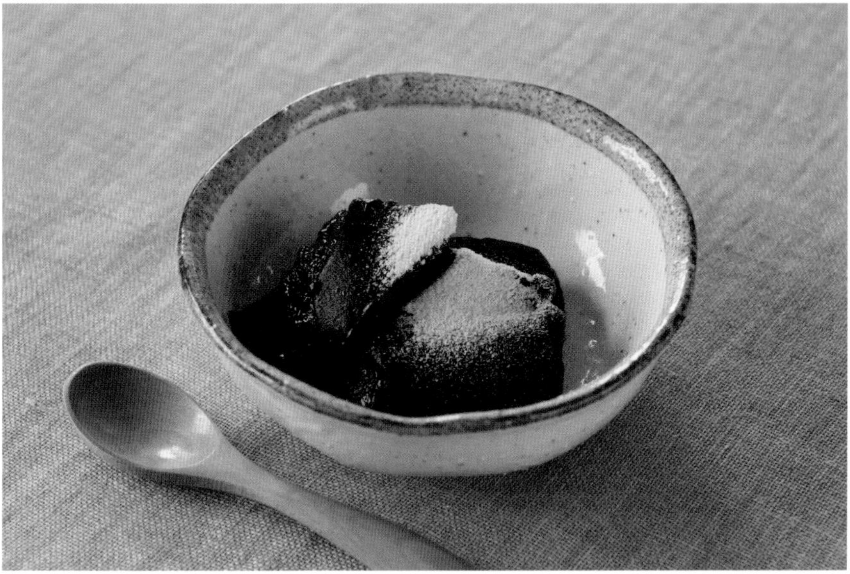

はとむぎと黒ごまの葛ゼリー

舌ざわりなめらかな葛ゼリー。デザートでも若返りを！

神経痛・リウマチ　　腎臓

[材料（4人分）]

はとむぎ粉末…大さじ1
葛粉…40g
黒練りごま…大さじ2
黒糖…50g
水…1カップ

● トッピング

はとむぎほうじ粉末…適量

[作り方]

1. 鍋に、すべての材料を入れて（a）、溶き混ぜる。
2. 混ぜながら火にかけて少し固まってきたら弱火にし、とろみがついたら火を止め、粗熱を取る。
3. 冷蔵庫で30分ほど冷やし固め、器に盛り、はとむぎほうじ粉末をトッピングする。

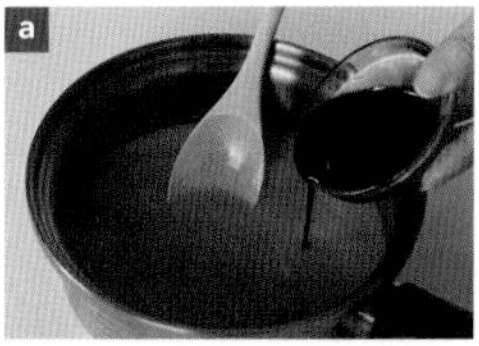

火にかける前によく溶き混ぜる。

POINT

黒ごまは、腎の働きを高め、老化によるめまい、耳鳴りの症状の改善に期待できます。

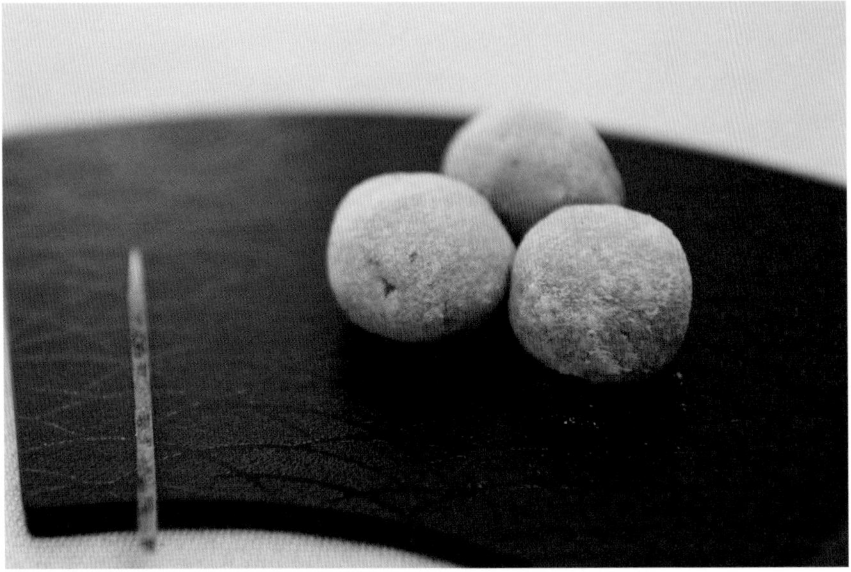

はとむぎ美肌団子

はとむぎと甜菜糖のみ。丸めるだけの簡単美肌団子

美容・美肌　アレルギー・アトピー

[材料（2人分）]

はとむぎほうじ粉末…30g
甜菜糖…10g
水…60mℓ

● まぶし用

はとむぎほうじ粉末…適量

[作り方]

1. ボウルにすべての材料を入れ、よくこねる（**a**）。
2. 適当な大きさに丸め（**b**）、はとむぎほうじ粉末をまぶす。

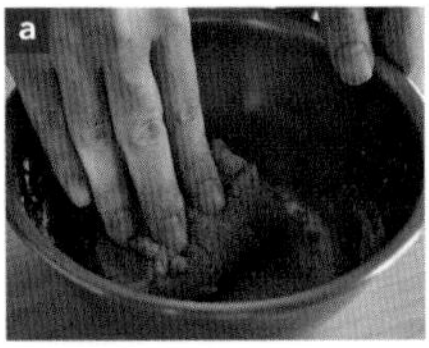

a 耳たぶくらいの柔らかさになるくらいまで手でこねる。

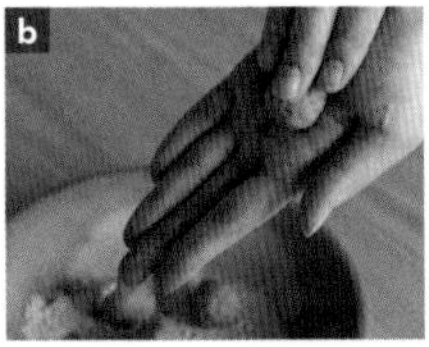

b 手の平で転がすように団子にし、はとむぎほうじ粉末をまぶす。

POINT

もっちもちのはとむぎ団子は感動の美味しさです。

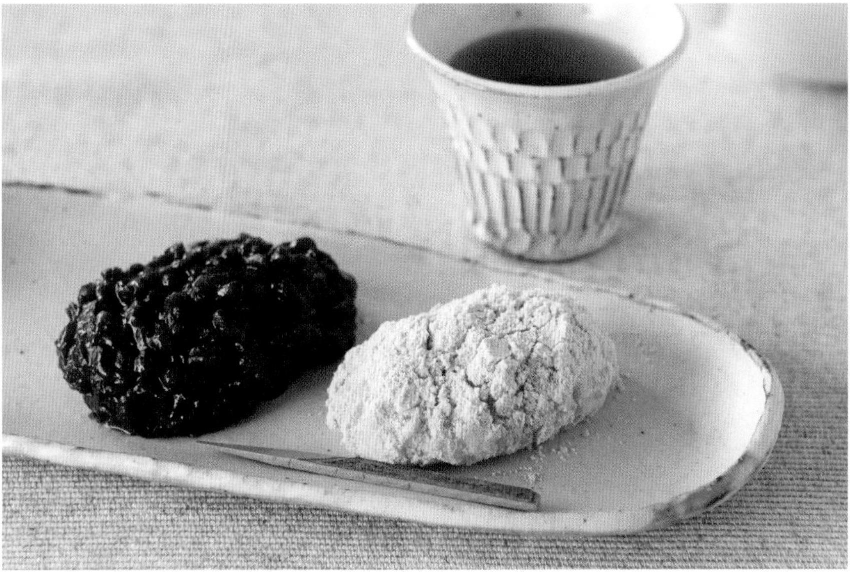

はとむぎ入りおはぎ

はとむぎ入りおはぎはプレゼントにも喜ばれる一品

便秘　腎臓

［ 材料（各5個分）］

はとむぎ炊飯器用…0.5合
もち米…1合
ゆで小豆（市販品）…適量

● はとむぎきな粉

はとむぎほうじ粉末…30g
きな粉…30g
甜菜糖…20g

POINT

はとむぎきな粉は、はとむぎほうじ粉末ときな粉を同量の配合にします。

［ 作り方 ］

1. はとむぎ炊飯器用ともち米を一緒に洗い、水気をきる。水（分量外）を炊飯器の1.5合の目盛りまで入れ、炊飯する。はとむぎきな粉を作っておく。
2. 炊き上がったらボウルに1のごはんを入れ、すりこぎで軽くつぶす（**a**）。
3. 2で「はとむぎきな粉のおはぎ」は大きめの俵型おにぎりを、「小豆のおはぎ」は小さめの俵型おにぎりをそれぞれ5個作る。一つは、きな粉をまぶし、もう一つはゆで小豆で包む。

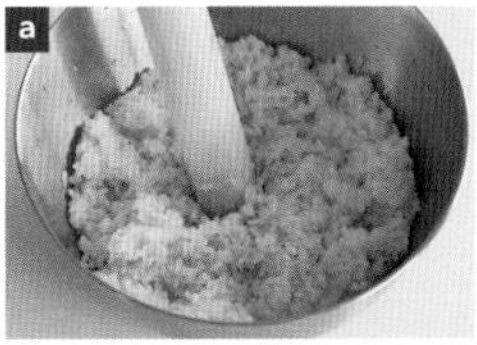

すりこぎでもち状になるよう軽くつぶす。

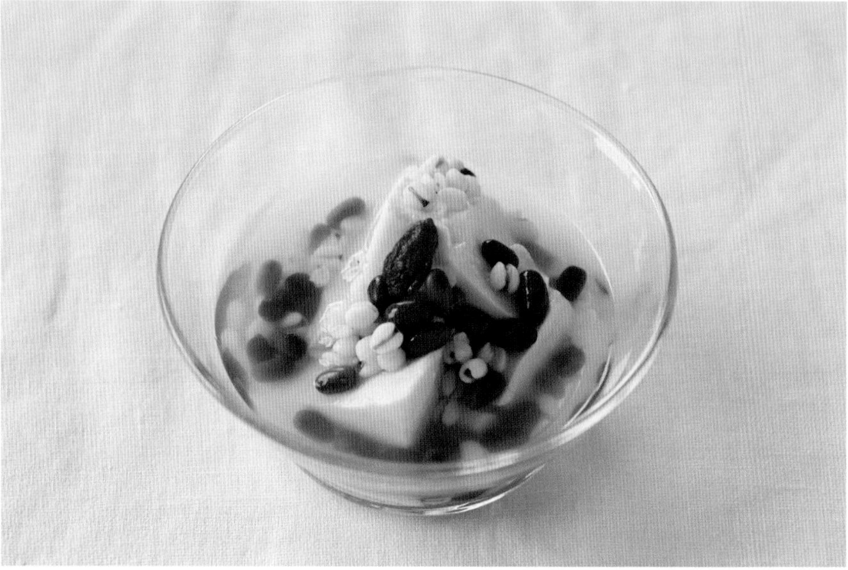

はとむぎ豆花《トウファ》

絹ごし豆腐で作る台湾スイーツ。はとむぎと小豆でデトックス効果も

美容・美肌　むくみ・水滞

[材料(2人分)]

ゆではとむぎ(作り方p.16)…30g
小豆…20g
絹ごし豆腐…2/3丁(200g)
クコの実…適量

● シロップ

甜菜糖…大さじ1
水…1/2カップ
生姜汁…小さじ1

POINT

シロップを冷やし、フルーツをトッピングしても美味しくいただけます。

[作り方]

1. ゆで小豆を作る。小豆はよく洗い、たっぷりの水(分量外)で煮てザルにあげる(**a** 渋切り)。もう一度、新しい水に替えて煮る。アクがでたら取り除き、好みの固さになるまで煮る。
2. シロップを作る。鍋に水、甜菜糖を入れてさっと煮て、火を止め、生姜汁を入れる。
3. 絹ごし豆腐をスプーンですくい器に盛り、ゆではとむぎ、1のゆで小豆、クコの実を盛りつけ、2のシロップを注ぐ。

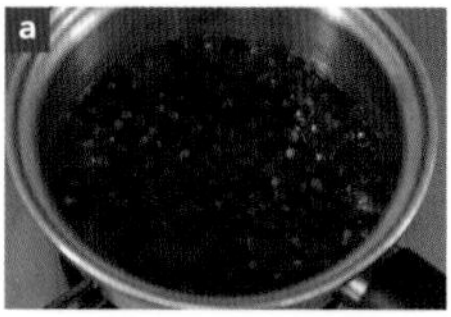

小豆は渋切りすることでえぐみがとれる。

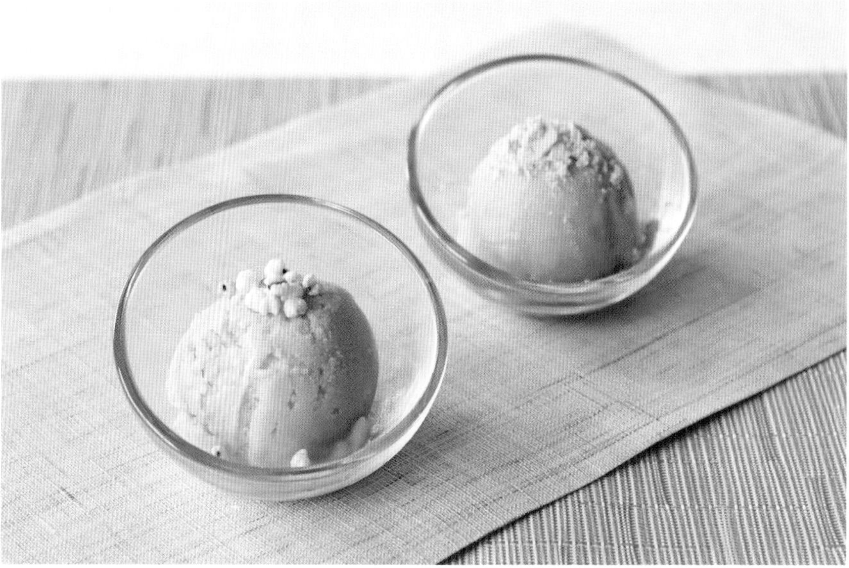

はとむぎ甘酒のアイスクリーム

発酵甘酒の優しい甘さと香ばしいはとむぎで極上アイスに

美容・美肌　デトックス

[材料（作りやすい分量）]

はとむぎほうじ粉末…50g
はとむぎ甘酒（作り方p.74）…1カップ
アーモンドミルク…2.5カップ
バナナ…中3本

● トッピング

はとむぎほうじ粒…適量
はとむぎほうじ粉末…適量

[作り方]

1. すべての材料をミキサーに入れ、攪拌する。
2. 1を冷凍保存容器に流し込み（a）、冷凍庫で半日ほど寝かす。
3. 器に盛り、はとむぎをトッピングする。

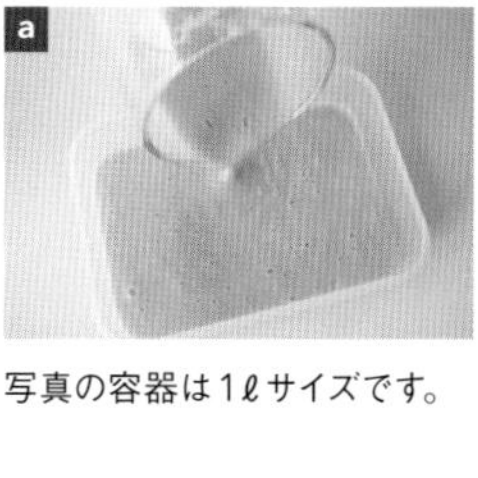

写真の容器は1ℓサイズです。

POINT

抹茶やココアパウダーを混ぜて作るのもおすすめです。

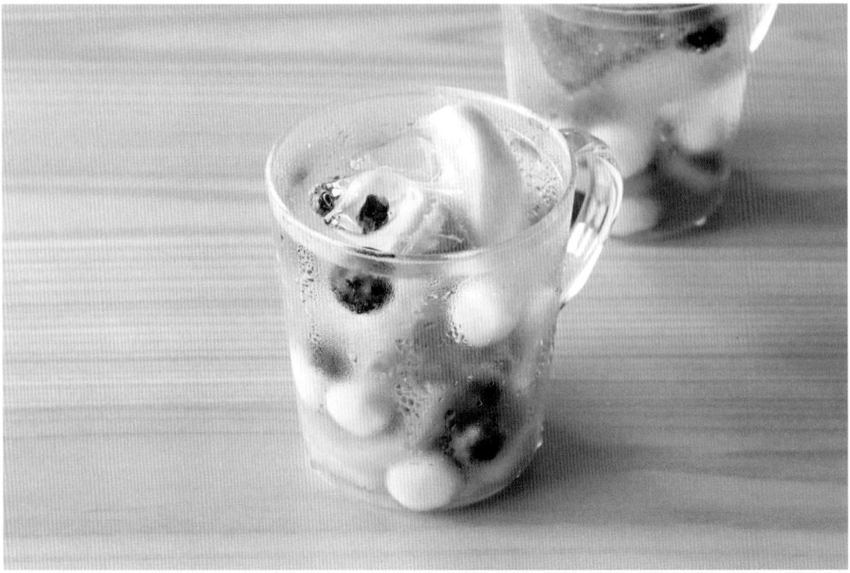

はとむぎ白玉団子のフルーツポンチ

もっちもちはとむぎ入り美肌団子。デザートやスープの具材としても人気です

美容・美肌　アレルギー・アトピー

[材料（2人分）]

● はとむぎ白玉団子

はとむぎ粉末…15g

白玉粉…15g

● フルーツポンチ

好みの果物（ブルーベリー、スイカ、パイナップル、キウイ、洋なしなど）…各適量

炭酸水（無糖）…適量

[作り方]

1. はとむぎ白玉団子を作る。はとむぎ粉末と白玉粉をよく混ぜ合わせ、水（分量外）を少しずつ加え、耳たぶくらいの柔らかさになるまで、よく練る。適量を手で丸め、1cmくらいの小さい団子を作る。
2. 1を沸騰した湯に入れ、浮いてきたら約2分で引き上げ、冷水で冷やす。
3. グラスに2と食べやすい大きさにカットした果物を入れ、炭酸水を注ぐ。

POINT

お好みでアガベシロップを入れると甘さがアップします。見た目もさわやかなフルーツポンチ。心も癒されます。

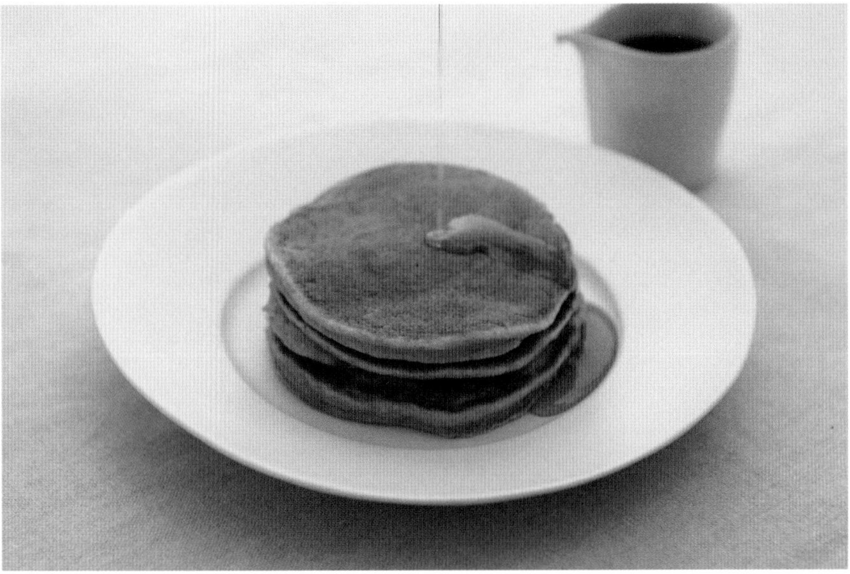

はとむぎパンケーキ

安心素材の粉から作るはとむぎパンケーキはお子様にも安心です

美容・美肌　　デトックス

［ 材料（4枚分）］

A
- はとむぎ粉末…15g
- 小麦全粒粉…140g
- 甜菜糖…40g
- ベーキングパウダー（アルミニウムフリー）…5g
- 塩…少々

豆乳…220㎖　　油…大さじ2

● トッピング

メープルシロップ…適量

POINT

粉の重さを軽くするために、豆乳と油を先に泡立ててから粉類と混ぜることで、ふっくらとした仕上がりになります。

［ 作り方 ］

1. ボウルに豆乳と油を入れ、泡立て器でよく混ぜ合わせる。Aを加えて軽く混ぜる（**a**）。
2. フライパンを弱めの中火で温め、分量外の油を薄くひき、お玉で生地1/4量を流し入れ、気泡が出るまで焼く。
3. フライ返し等で生地を裏返し、火が通るまで焼く。残りの3枚も同様に焼く。
4. 皿に盛り、メープルシロップをかけていただく。

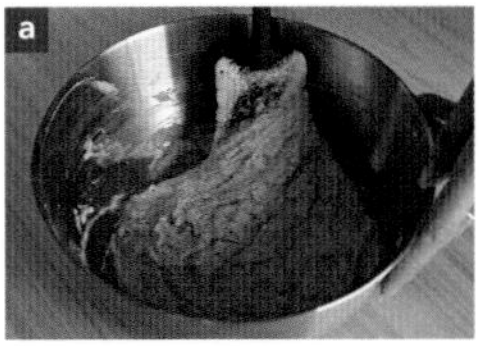

全体を軽く混ぜる。

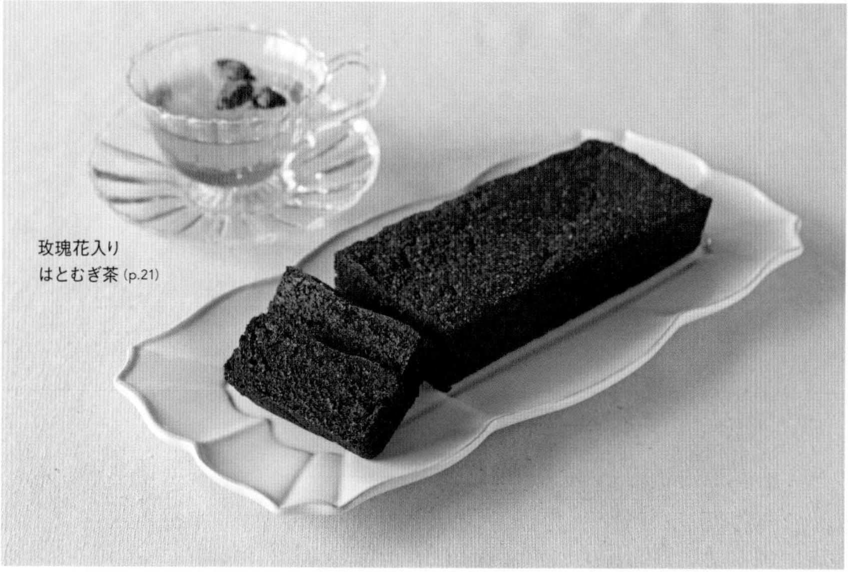

玫瑰花入り
はとむぎ茶 (p.21)

はとむぎパウンドケーキ

はとむぎはグルテンフリー！　しっとり食感のはとむぎパウンドケーキ

美容・美肌　気・血の巡り

[材料 (内寸縦20.5×横8.0×高さ6.0cmの型1個分)]

A
- はとむぎ粉末…30g
- はとむぎほうじ粉末…50g
- アーモンドプードル…50g
- ココアパウダー…30g
- 甜菜糖…90g
- ベーキングパウダー (アルミニウムフリー)…5g

B
- 豆乳…75mℓ
- レモン汁…大さじ2
- 米油…75mℓ

POINT

焼き上がったパウンドケーキはしぼみやすいので、冷めるまで型に入れておいてください。ナッツ類を入れても美味しいです。

[作り方]

1. ボウルにBを混ぜておく。オーブンは170℃に予熱しておく。
2. 別のボウルにAを入れ混ぜ合わせ、Bを加えて合わせる。
3. オーブンシートを敷いた型に2を入れ (**a**)、オーブンで40分ほど焼く。焼き上がったら、オーブンから出し、冷めるまで型のまま置いておく。

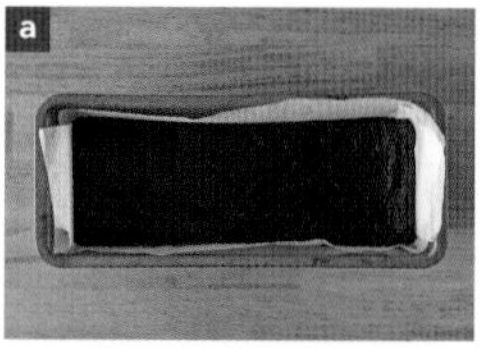

a

生地を流し込んだところ。

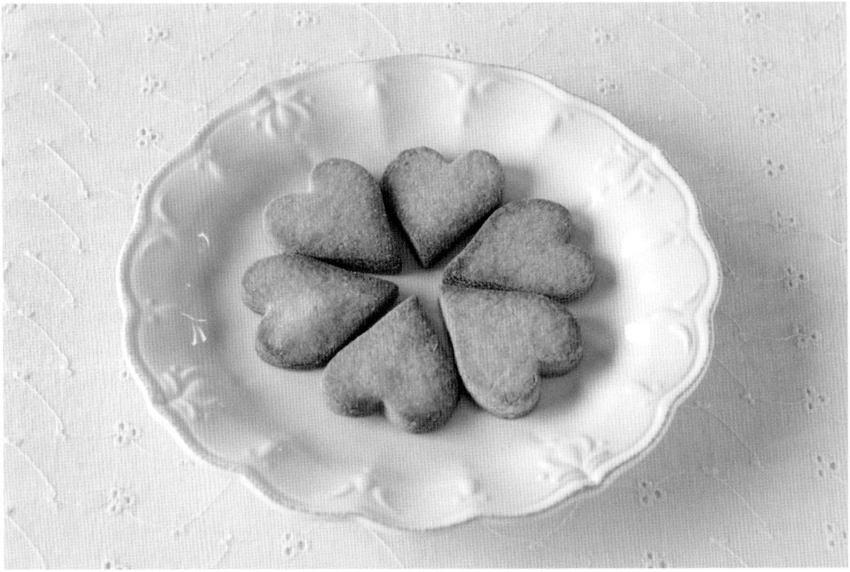

はとむぎクッキー

素朴な味がなつかしいグルテンフリーの美肌クッキー

美容・美肌　アレルギー・アトピー

[材料（作りやすい分量）]

A
- はとむぎ粉末…50g
- アーモンドプードル…40g
- 片栗粉…10g
- 甜菜糖…40g

B
- 豆乳…40mℓ
- 米油…25mℓ

[作り方]

1. オーブンは180℃に予熱しておく。
2. ボウルにAを混ぜ合わせる。別のボウルにBを混ぜる。
3. AにBを少しずつ加え混ぜ、クッキー生地を作る。めん棒で厚さ5mmになるまで伸ばしたら、型抜きをして、オーブンシートを敷いた天板にのせる。
4. オーブンで約10分焼く。オーブンから取り出し、粗熱を取る。

※常温で1週間ほど保存可能。

POINT

はとむぎは、グルテンフリーです。お好みの型抜きでお楽しみください。

COLUMN 2

はとむぎ甘酒の作り方

ゆではとむぎで作る甘酒は格別。
消化吸収もよく最高の美容食です。
甘酒メーカーや炊飯器で簡単に作ることができますので、
飲む美容液をぜひお試しください。

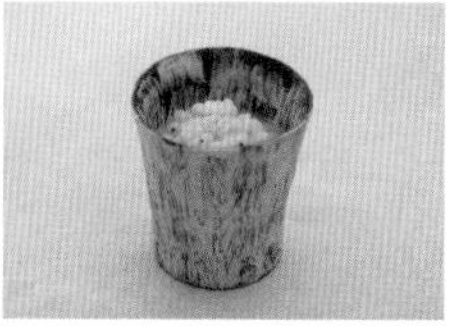

[材料]
ゆではとむぎ（作り方p.16）…200g
米麹（乾燥）…200g
湯（60℃くらい）…2カップ

[作り方]〈甘酒メーカーの場合〉

①
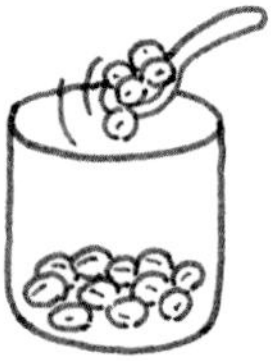

ゆではとむぎ（常温のもの）を甘酒メーカーの容器に入れる。

②
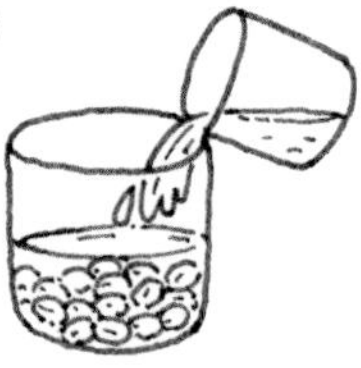

湯を①に加える。

③
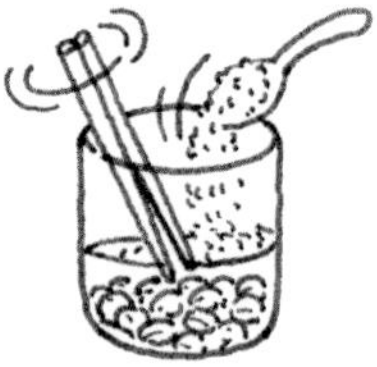

②に米麹を加え、よく混ぜる。

④
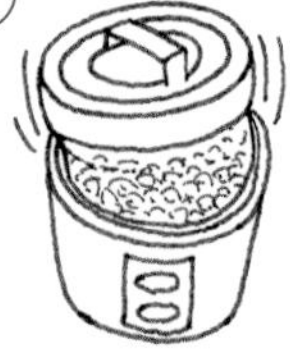

甘酒メーカーを60℃、6時間にセットして、蓋をする。

● 冷蔵庫で7日間ほど保存可能。
※甘酒の発酵温度は60℃くらいが最適です。

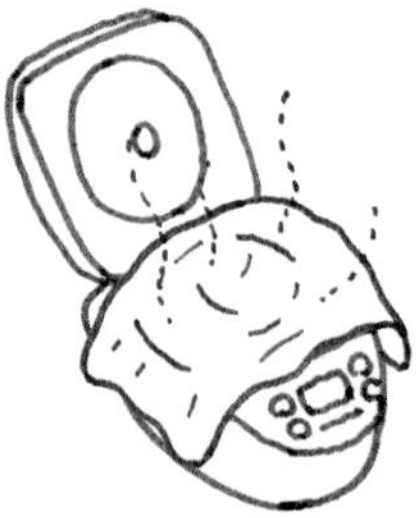

〈炊飯器の場合〉

炊飯器で作る場合は、①〜③まで同様に行い、布巾をかぶせて保温モードで8時間置く。

アレンジ

デザート・ドレッシング

はとむぎ甘酒を使ったアレンジを紹介します。

美容・美肌

便秘

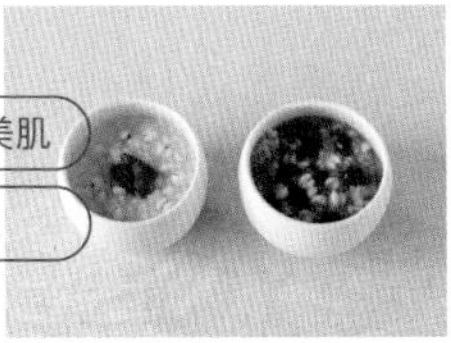

はとむぎ甘酒トッピングアレンジ

はとむぎ甘酒は美肌のための発酵食品です

[材料（1人分）]

はとむぎ甘酒（作り方p.74）…適量

●トッピング

クコの実、ゆで小豆…各適量

はとむぎ甘酒を器に入れ、クコの実やゆで小豆をトッピングする。

美容・美肌

気・血の巡り

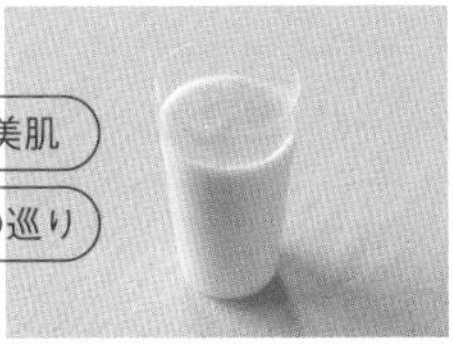

はとむぎ甘酒の生姜あめ

自然の甘さで、生姜汁とよく合います

[材料（1人分）]

はとむぎ甘酒（作り方p.74）…3/4カップ

水…1/4カップ　　生姜汁…小さじ2

すべての材料をミキサーにかけ攪拌する。グラスに注ぎ、お好みで氷を入れる。

美容・美肌

デトックス

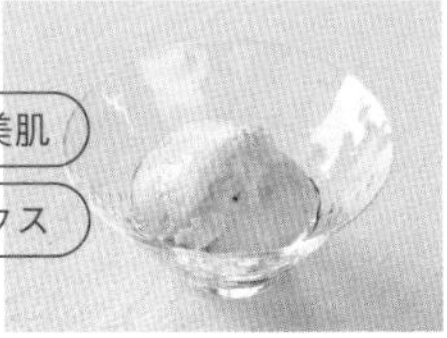

はとむぎ甘酒寒天プリン

寒天で作るはとむぎ甘酒のプリンは優しい甘さ

[材料（2人分）]

はとむぎ甘酒（作り方p.74）…3/4カップ

豆乳…1/2カップ　　寒天…4g

すべての材料を鍋に入れよく混ぜる。3分ほど加熱し火を止め器に流し入れ、冷蔵庫で冷やす。お好みでメープルシロップをかける。

美容・美肌

便秘

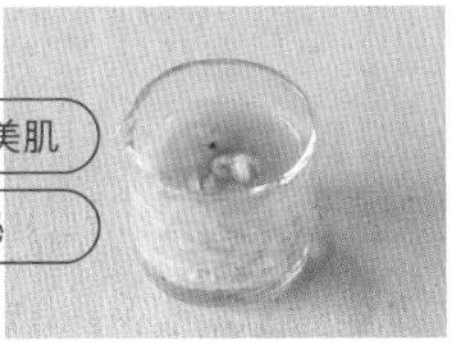

はとむぎ甘酒ドレッシング

はとむぎ甘酒で作るドレッシングはヘルシー

[材料（作りやすい分量）]

はとむぎ甘酒（作り方p.74）…大さじ2

酢・油…各大さじ1　　塩…小さじ1/2

すべての材料を器に入れよく混ぜる。

●冷蔵庫で5日間ほど保存可能。

はとむぎと黒ごまの
健康ホットドリンク

身近な食材でプチ薬膳。若返り効果も

（美容・美肌）（腎臓）

［ 材料（1人分）］

はとむぎほうじ粉末…大さじ1
すり黒ごま…大さじ1
豆乳…1カップ

［ 作り方 ］

1. 鍋にはとむぎほうじ粉末、すり黒ごま、豆乳を入れ、火にかけ混ぜながら温める。
2. カップに注ぎ、お好みでアガベシロップ（またはメープルシロップ）を加える。

POINT

はとむぎほうじ粉末をドリンクに加えるだけで、はとむぎが簡単に補給できます。

贅沢はとむぎ茶

いつものはとむぎ茶に健康効果がさらにUP！

（むくみ・水滞）（アレルギー・アトピー）

［ 材料（1人分）］

はとむぎほうじ粉末…小さじ1
はとむぎ茶（作り方p.20）…3/4カップ

［ 作り方 ］

器にはとむぎほうじ粉末を入れてから、はとむぎ茶を少しずつ加えよく混ぜる。

POINT

香ばしい香りが広がり、いつものはとむぎ茶に贅沢さが増します。

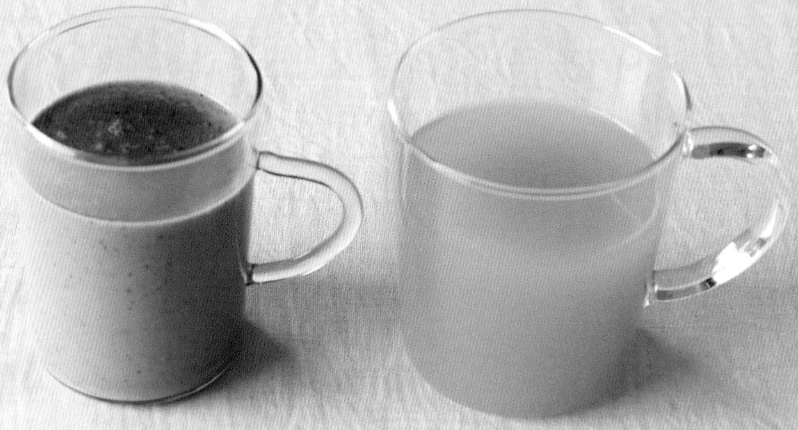

はとむぎと黒ごまの
健康ホットドリンク

贅沢はとむぎ茶

はとむぎ美肌ドリンク

フルーツ酵素とはとむぎは美肌の妙薬

美容・美肌　デトックス

[材料 (1人分)]

はとむぎほうじ粉末…大さじ2
りんご…1/4個 (80g)
バナナ…1/2本　　豆乳…3/4カップ

● トッピング

りんごのスライス…適量

[作り方]

1. ボウルにはとむぎほうじ粉末と豆乳、皮をむいて適当な大きさにカットしたりんごとバナナを入れ、ハンドミキサーで滑らかになるまで攪拌する。
2. グラスに注ぎ、りんごのスライスをのせる。お好みでアガベシロップを加える。

はとむぎときなこの豆乳シェイク

女性ホルモンを補い、肌トラブルを改善

むくみ・水滞　アレルギー・アトピー

[材料 (1人分)]

はとむぎほうじ粉末…大さじ1
きな粉…大さじ1
豆乳…1カップ　　メープルシロップ…適量

● トッピング

はとむぎほうじ粉末…適量

[作り方]

1. ボウルにすべての材料を入れ、ハンドミキサーで滑らかになるまで攪拌する。
2. 1をグラスに注ぎ、はとむぎほうじ粉末をふりかける。お好みで氷を加える。

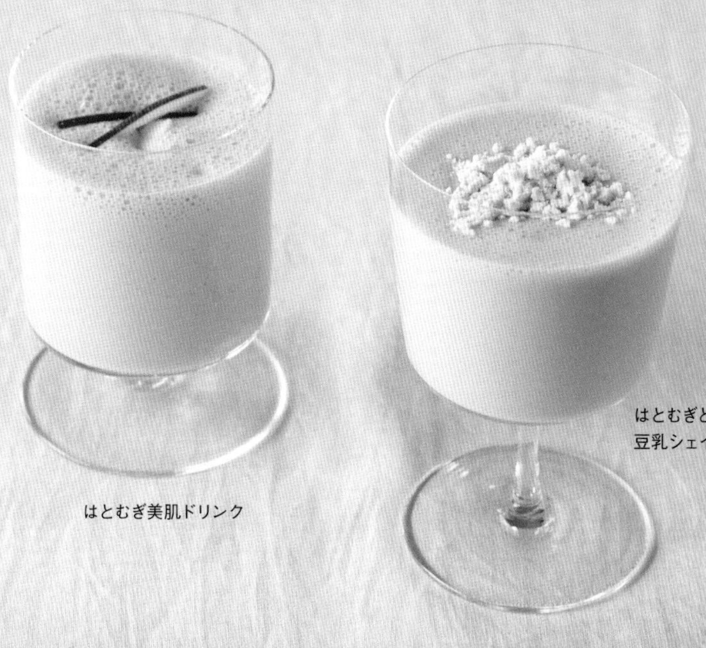

はとむぎ美肌ドリンク

はとむぎときなこの豆乳シェイク

柚子入りはとむぎ葛湯

葛湯と柚子の香りで温め&リラックス

神経痛・リウマチ　気・血の巡り

[材料（1人分）]

A
- はとむぎほうじ粉末…小さじ1
- 葛粉…小さじ1
- 甜菜糖…小さじ1
- 水…3/4カップ

柚子のしぼり汁…適量

[トッピング]

柚子の皮…適量

[作り方]

1. Aの材料を鍋に入れ、よく混ぜ、弱火で煮る。
2. 柚子のしぼり汁を加え、皮を薄切りにしてのせる。

はとむぎラテ

香ばしい味でほっこり和みます♪

美容・美肌　むくみ・水毒症

[材料（1人分）]

はとむぎほうじ粉末…小さじ1

豆乳…3/4カップ

[作り方]

1. 鍋に豆乳を入れ温めたら、はとむぎほうじ粉末を加えてよく混ぜる。
2. カップに注ぎ、お好みでメープルシロップを入れる。

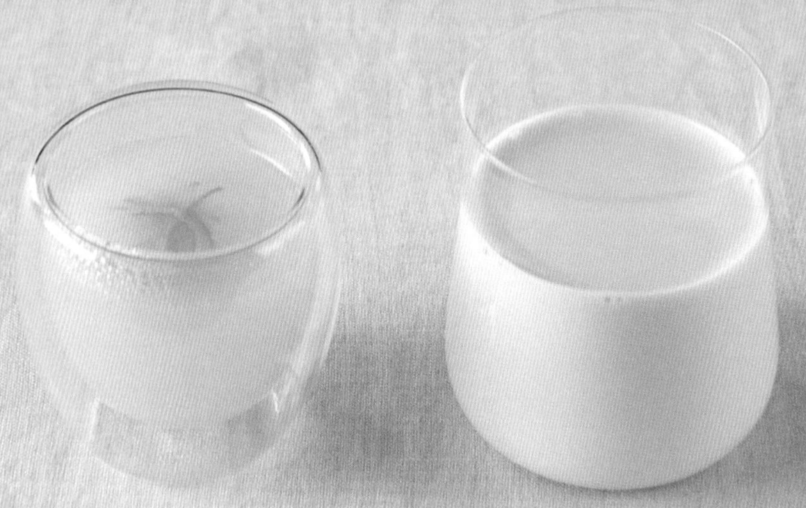

柚子入りはとむぎ葛湯

はとむぎラテ

COLUMN 3

身体がよろこぶ 旬の食材(薬膳)で健やかに

薬膳とは季節やその日の体調に合わせた食材を食べることで、身体の不調を整えて健康的な身体をつくることを目的とした食事のことです。

「医食同源」という言葉があるように、普段食べているすべての食材も薬と同じような働きや効果があるという中医学の考え方が基本となっています。

今では一年を通じて食べられる食材がたくさんありますが、実は旬にとれる野菜や果物は新鮮で美味しいだけではなく、その季節に合った身体をつくる働きがあるため積極的に食べるようにしましょう。

それぞれの食材は身体を巡る「気・血・水」の不足を補い、滞りをなくすなどの働きによって身体の調子を整えます。

例えば胃腸の調子がよくない時は消化のよいお粥を食べる、大根おろしを合わせるなど。また暑い季節の疲労回復に梅干しを食べたり、むくみを感じたら身体の余分な水分を排出する働きのある「はとむぎ」やトウモロコシを食べたりすることも、薬膳になります。

このように日頃スーパーで手に入る身近な旬のものを薬膳の食材としてバランスよく使い、その時の身体の症状に合った調理をすることで、身体の不調を和らげることができます。

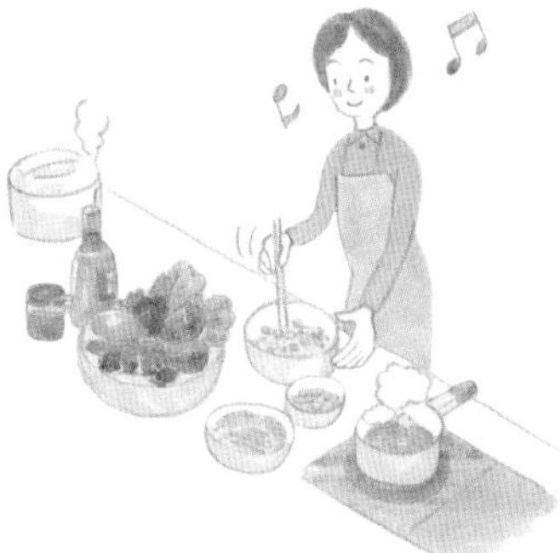

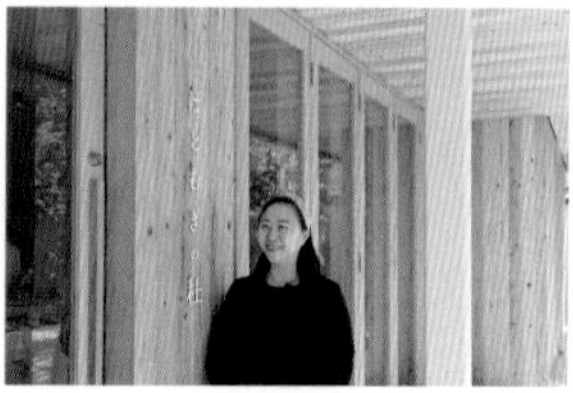

●著者
竹川雅子（たけがわまさこ）

はとむぎ料理研究家。
管理栄養士、国際薬膳師、薬膳カウンセラー（望診法）、薬膳アドバイザー、食養士、自然療法士。それいゆ株式会社に所属。
「食べ物は体を養い心を培う」という事業活動を基本とし、2008年より全国公演や料理教室を通じて、食育やはとむぎの健康と美容効果を普及活動中。
18歳で渡米。アメリカの大学卒業後、日本で栄養士の資格をとりながらマクロビオティックを学ぶ。その後ネパールやインドでアーユルヴェーダの理論を学び、現在は薬膳を中心とした数多くの「はとむぎレシピ」を考案。地元奈良では、はとむぎ料理教室、薬膳料理教室、スパイス薬膳教室を開催。毎月100名以上参加の人気料理教室となっている。
ならどっとFM「はとむぎ料理研究家の『おいしく健康！』」ではパーソナリティーとして食育を伝えている。

URL:
https://hatomugi.shop/teacher/hatomugi/

●撮影・商品協力

それいゆ株式会社
https://kenko-soleil.com

はとむぎの杜
https://hatomugi.shop

●編集協力

竹川梅子（それいゆ株式会社）

●Staff

ブックデザイン	五味朋代（フレーズ）
アートディレクション	大薮胤美（フレーズ）
撮影	藤本朝子（それいゆ株式会社）
イラスト	Toshi（それいゆ株式会社）
編集	早草れい子（Corfu企画）

すべすべ美肌を手に入れる！
はとむぎ薬膳美人レシピ

2023年7月20日　初版印刷
2023年7月30日　初版発行

著者	竹川雅子
発行者	小野寺優
発行所	株式会社河出書房新社 〒151-0051 東京都渋谷区千駄ヶ谷2-32-2 電話 03-3404-1201（営業）　03-3404-8611（編集） https://www.kawade.co.jp/
印刷・製本	図書印刷株式会社

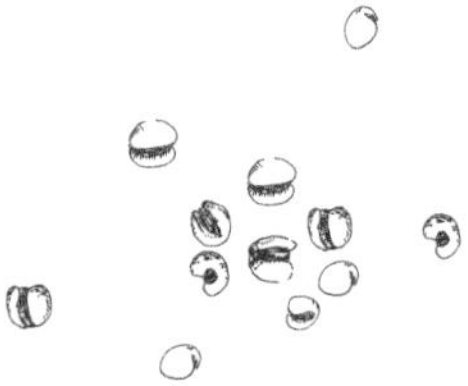

Printed in Japan
ISBN978-4-309-29318-9

本書の内容に関するお問い合わせは、お手紙かメール（jitsuyou@kawade.co.jp）にて承ります。
恐縮ですが、お電話でのお問い合わせはご遠慮くださいますようお願いいたします。

商品に関する問い合わせ先
［それいゆ株式会社］https://kenko-soleil.com　0120-20-4120　営業時間 平日／9:00〜17:30